肺癌那些事儿

王启鸣 主编

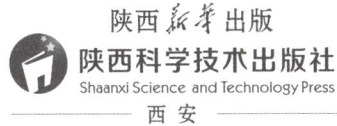

西安

图书在版编目（CIP）数据

肺癌那些事儿 / 王启鸣主编. -- 西安 : 陕西科学技术出版社, 2025.6. -- ISBN 978-7-5369-9079-1

Ⅰ.R73-49

中国国家版本馆CIP数据核字第2024XQ4014号

FEIAI NAXIE SHIER
肺癌那些事儿
王启鸣　主编

责任编辑	高　曼
封面设计	曾　珂
出 版 者	陕西科学技术出版社 西安市曲江新区登高路1388号陕西新华出版传媒产业大厦B座 电话（029）81205187　传真（029）81205155　邮编710061 http://www.snstp.com
发 行 者	陕西科学技术出版社 电话（029）81205180　81205178
印　　刷	陕西隆昌印刷有限公司
规　　格	710mm×1000mm　　16开本
印　　张	14.5
字　　数	230千字
版　　次	2025年6月第1版 2025年6月第1次印刷
书　　号	ISBN 978-7-5369-9079-1
定　　价	78.00元

版权所有　翻印必究

《肺癌那些事儿》编委会

主 编
王启鸣　河南省肿瘤医院

副主编
何　振　河南省肿瘤医院
曹　旸　郑州市第三人民医院
王启船　南阳市第二人民医院

编 委

张　宁　安阳市肿瘤医院	冯　稳　河南省肿瘤医院
姚文健　河南省人民医院	李琮宇　河南省肿瘤医院
武　旋　河南省胸科医院	王志伟　河南省肿瘤医院
王　帅　河南省胸科医院	姚全军　河南省肿瘤医院
刘　杨　河南省肿瘤医院	于卫江　河南省肿瘤医院
吴红波　河南省肿瘤医院	武迎喜　河南省肿瘤医院
王莉莉　河南省肿瘤医院	张　鹏　河南省肿瘤医院
吴育锋　河南省肿瘤医院	李瑞杰　河南省胸科医院
李　鹏　河南省肿瘤医院	贺宝霞　河南省肿瘤医院
王立峰　河南省肿瘤医院	杜　娟　河南省肿瘤医院
马淑香　河南省肿瘤医院	杨　微　河南省肿瘤医院
赵九洲　河南省肿瘤医院	方可可　河南省肿瘤医院

王　生	河南省肿瘤医院	徐　聪	郑州市第三人民医院
墨玉清	河南省肿瘤医院	王海存	郑州市第三人民医院
石　变	河南省肿瘤医院	李　宁	开封市中心医院
杨　森	河南省肿瘤医院	李　静	安阳市肿瘤医院
张楚楠	河南省肿瘤医院	浩利丹	安阳市肿瘤医院
韩革燕	河南省肿瘤医院	纪媛媛	安阳市肿瘤医院
尹松珂	河南省肿瘤医院	杨俊红	安阳市肿瘤医院
崔庆丽	河南省肿瘤医院	夏　金	安阳市肿瘤医院
许春苗	河南省肿瘤医院	郭田田	新乡市第二人民医院
张贝贝	郑州大学第一附属医院	王鹏远	许昌市中心医院
王文康	郑州大学第一附属医院	介睿峥	许昌市中心医院
郭双双	河南科技大学第一附属医院	尹　钊	许昌市中心医院
		张向前	三门峡市中心医院
闫俊丽	河南科技大学第二附属医院	柳云飞	南阳市第二人民医院
		尚　可	信阳市中心医院
刘彦廷	新乡医学院第一附属医院	韩　瑜	济源市人民医院
王　瑾	新乡医学院第一附属医院	乔泉辉	巩义市人民医院
张亚娜	新乡医学院第一附属医院	周涵琼	中南大学湘雅二医院
范瑞娟	新乡医学院第一附属医院	蔡　政	云南中医药大学第一附属医院
张　敏	新乡医学院第一附属医院		
赵可雷	新乡医学院第一附属医院	徐晓静	云南中医药大学第一临床医学院
姬颖华	新乡医学院第一附属医院		
殷　莉	河南省直第三人民医院	李建澎	云南中医药大学第一临床医学院
李　聪	河南省直第三人民医院		
李国燕	郑州市中心医院	喻艺梦	威信县中医医院

主编简介

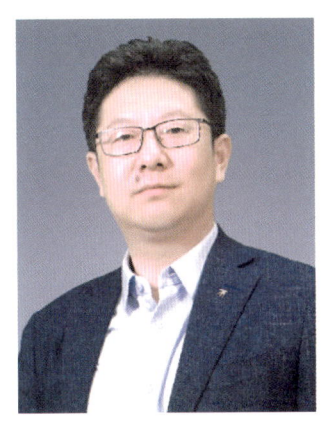

王启鸣，男，汉族，中共党员，主任医师，二级教授，医学博士，博士生导师，博士后合作导师，美国安德森癌症中心博士后，美国埃默里大学客座教授。

现任河南省肿瘤医院（郑州大学附属肿瘤医院）呼吸内科（国家临床重点专科）主任、学科带头人，河南省医学科学院肿瘤研究所所长，省部共建食管癌防治国家重点实验室临床个体化治疗培育基地主任，河南省肺癌诊疗中心主任。国家卫生健康突出贡献中青年专家、中原名医，第十一批河南省优秀专家，国务院、河南省政府特殊津贴专家，荣获全国第四届"白求恩式好医生"荣誉称号。国家重点研发计划（科技部、国家卫健委）评审专家。美国 AACR 会员，国际肺癌研究会（IASLC）会员，中国抗癌协会恶性间皮瘤专业委员会副主任委员，中国抗癌协会肿瘤呼吸病学专业委员会常委，中国临床肿瘤学会血管靶向专委会副主任委员，河南省医学会肿瘤医学分会候任主任委员，河南省肿瘤性疾病质量控制中心肺癌专家委员会主任委员。Cancer、Annals of Oncology 等 36 个 SCI 期刊审稿人，《中华医学杂志》《中华肿瘤杂志》Chinese Medical Journal Pulmonary and Critical Care Medicine 编委。

主要从事难治性肺癌分子机制研究。主持国家自然科学基金面上项目 2 项，"十二五"重大新药创制专项项目 1 项，河南省重点研发专项 1 项，其他国家级及省部级课题29项。获得河南省科技进步奖一等奖1项、二等奖4项、三等奖1项，河南省医学科技进步奖一等奖4项，河南省自然科学优秀学术论文一等奖1项。

累计发表论文300余篇，包括 *J Clin Oncol*、*JAMA Oncol*、*PNAS* 等顶级和权威期刊，总被引频次为1024次，总影响因子为712左右，单篇最高44.544，其中3篇SCI论文为ESI高被引论文。连续3年入选"全国呼吸与危重症医学领域和肺癌领域学者论文学术影响力前100名"人员名单。编写了《整合miRNA肿瘤学基础》《肿瘤分子靶向治疗新进展》《临床肿瘤学》《临床肿瘤规范化诊疗实践与进展——肺癌分册》《肺癌临床典型病例荟萃》《癌症那些事儿》6本关于肿瘤学的书籍。参编指南和专家共识12部，主持制定行业质量标准1部。

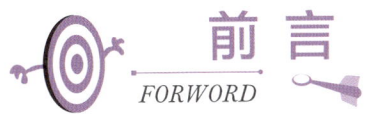

前言

有时能治愈，常常是帮助，总是在安慰。

——特鲁多医生（E. L. Trudeau，1848—1915）

如果给癌症治疗史创作一幅类似《清明上河图》的丹青长卷，大概90%以上的幅面都会是冷色调的，然后在图画的末尾，色彩迅速地丰富起来。

正如特鲁多医生的名言"有时能治愈，常常是帮助，总是在安慰"所说，过去很长时间面对癌症，所有人都是无助甚至绝望的。面对患者期待的目光，医生说得最多的就是"我们竭尽全力"，但尽力后的结果呢？

2010年，穆克吉的《众病之王：癌症传》出版了。他在书里记录了大量的癌症病例，但在"治疗"项下只有简短的一句："没有治疗方法。"可是6年后，美国就启动了癌症登月计划，充满自信地宣布"人类终将攻克癌症"。短短6年，完全不同的结论背后，反映的是诊疗技术和药物的大爆发式进展。

事实上，全世界近些年对癌症的防治与研究都进行了大量颇有成效的工作，取得了显著的进展。昔日的"绝症"，今日已成为可防可治的疾病。与此对应的是，随着人们生活压力的不断增大，以及日常生活中各种致癌因素的影响，我国癌症的发生率还在不断上升。同时，由于种种原因，目前仍有一部分患者缺乏疾病常识，得不到正规的专科治疗，延误了治疗时机。这不能不令人扼腕叹息。可以说，当前癌症治疗的主要矛盾，已经从强大的疾病和落后的诊疗手段之间的矛盾，转化为丰富的诊疗手段与滞后的患者认知之间的矛盾。

这时候，医务工作者应该挺身站出来。因为他们一面连接着最先进的科研成果，另一面连接着患者和病情，最有条件担起向癌症患者进行科普教育的重担。通过科普宣传，提升患者及患者家属的认知水平，让每个患者知道自己将要接受何种治疗，有权利也有能力去接受或拒绝治疗。

本书集合了一大批在一线工作的精英医师，从老百姓的实际需求出发，以医生的视角，结合专业知识和权威数据，主要通过问答的形式，使患者及家属对癌症的病因、预防及主要的治疗方法有所了解，同时对日常饮食、运动、中医保健等康复疗法有所认识，以便患者更好地配合专科医生的治疗，战胜病魔，争取早日恢复健康。

在编写过程中，参编人员精心策划、认真编写，力求内容科学、准确。但由于时间所限，书中难免有不尽完美之处，敬请广大读者提出宝贵意见。

编者

2024 年 5 月

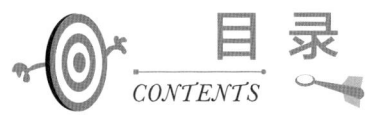

第一篇
病因篇

一、肺癌会遗传吗？ / 2

二、不吸烟为什么还会得肺癌？ / 5

三、得了肺结节，就离肺癌不远了？ / 7

四、咳嗽不停怎么办？ / 9

五、得了肺癌之后要不要戒烟、戒酒？ / 12

六、得了肺结节到底该怎么办？ / 13

七、肺癌小知识 / 15

第二篇
检查篇

一、肺癌早期难发现，定期筛查是关键 / 20

二、为什么肺癌术前要做很多检查？医生是如何选择治疗方案的？ / 24

三、体检发现多发性肺结节怎么办？ / 26

四、超声对肺癌的诊疗有什么帮助？ / 29

五、肺穿刺活检 / 32

六、CT引导下肺穿刺活检术 / 35

七、关于肺癌诊断 / 37

八、为什么要花那么多钱做基因检测？ / 40

九、肺癌与基因检测 / 41

十、气管镜检查在肺癌中的应用 / 44

十一、探寻CT辐射的秘密 / 46

十二、影像学检查的必要性 / 49

十三、肺穿刺术后护理 / 51

十四、病理检查——诊断的金标准 / 54

十五、"肺"腑之言——病理篇 / 55

十六、超声引导下经皮穿刺肺肿物粗针活检 / 57

十七、气管肿物 / 59

十八、小镜子，大作用——探秘支气管镜的临床应用 / 61

十九、纵隔淋巴结探秘之超声支气管镜检查 / 64

二十、CT引导下穿刺定位在肺癌诊疗中的应用 / 65

二十一、CT引导下穿刺活检同步消融治疗 / 67

第三篇
治疗篇

一、肺癌手术会伤元气吗？ / 70

二、早期肺癌除了手术切除，还有其他方法根治吗？ / 71

三、消融治疗在肺癌诊疗中的应用 / 73

四、核素治疗在肺癌诊疗中的应用 / 77

五、微创诊疗技术在肺癌诊疗中的应用 / 78

六、肺癌转移瘤放射治疗 / 81

七、哪些肺癌患者需要接受放射治疗？ / 83

八、放射治疗期间要注意哪些方面？ / 84

九、放射性粒子植入后的辐射对家人有影响吗？ / 86

十、肺癌的介入治疗 / 88

十一、肺癌患者的肿瘤侵犯血管，存在大咯血风险怎么办？ / 89

十二、PICC知多少 / 91

十三、针尖手术，快速消融——微波消融术 / 93

十四、肺癌术后要不要化疗？ / 94

十五、晚期肺癌患者不愿意或者不适合化疗怎么办？ / 95

十六、精准射靶，箭无虚发——肺癌的靶向治疗 / 98

十七、靶向药可以停用吗？ / 100

十八、肺癌靶向治疗和免疫治疗已经很先进了，还需要化疗吗？ / 101

十九、肿瘤患者肺部感染了还能化疗吗？ / 103

二十、肺癌的免疫治疗 / 104

二十一、肺癌一定要化疗吗？ / 107

二十二、"针"有不同，做好选择 / 108

二十三、姑息治疗，让生命有尊严地"谢幕"——安宁疗护 / 110

二十四、肺癌脑转移、骨转移的治疗 / 112

二十五、老年人确诊肺癌后怎么办？ / 114

二十六、姑息治疗就是放弃治疗吗？ / 116

二十七、肺癌会传染吗？对身边的人有什么影响？ / 117

二十八、奥氮平止吐的前世今生 / 119

第四篇 其他

一、疼痛 / 123

二、肺癌骨转移还有治疗的价值吗？ / 125

三、乳腺癌肺转移是肺癌吗？该如何治疗？ / 128

四、肺癌合并肠梗阻怎么纠正？ / 129

五、沉默的"炸弹"——肺癌合并下肢静脉血栓 / 131

六、癌性疼痛：你需要知道的一切 / 134

七、肿瘤药物临床试验 / 136

八、临床试验受试者的职责和权益 / 139

九、晚期肺癌患者双肺结节较前增多、增大，是肿瘤进展了吗？ / 141

十、老年与肺癌 / 143

十一、癌友夜间疼醒留神骨转移 / 146

十二、肺癌常见问题 / 148

第五篇 不良反应

一、肿瘤患者为什么经常呃逆？ / 153

二、不良反应——甲减 / 155

三、化疗后手足麻木怎么缓解？ / 156

四、肺癌靶向治疗的不良反应及处理措施 / 159

五、免疫检查点抑制剂引起的免疫相关不良反应 / 161

六、免疫治疗后出现皮肤瘙痒、皮疹怎么办？ / *164*

七、免疫治疗相关性垂体炎 / *166*

八、免疫治疗不良反应的发生时间有什么区别？ / *168*

九、肺癌患者不容忽视的难言之隐——便秘 / *169*

十、恶心、呕吐不可怕，提前预防是关键 / *170*

[第六篇
护理与康复

一、肺癌患者居家如何护理？ / *174*

二、步步为"营"——肺癌患者全程饮食管理 / *176*

三、一点劲都没有，只是因为吃得少吗？ / *179*

四、不吃，就能把肿瘤"饿死"吗？ / *181*

五、用"心"关爱——肺癌患者的心理护理 / *182*

六、肺部疾病治疗后还要康复吗？ / *184*

七、营养都在汤里吗？ / *188*

八、肺癌患者的心理康复 / *189*

九、聊聊老年肿瘤那些事 / *192*

十、肺癌患者靶向治疗时能吃西柚吗？ / *196*

[第七篇
中医篇

一、只吃中药能治好肺癌吗？ / *199*

二、怎样选择中医药治疗？网上查的偏方可以吃吗？ / *200*

三、肺癌的中医治疗思路 / 202

四、得了肺癌要不要吃中药？ / 208

五、肺癌患者在化疗后出现毒性反应时用中医药能治好吗？会不会促进癌细胞的生长和扩散？ / 212

六、肿瘤复发转移结节必须切除吗？中医"带瘤生存"有何妙招？ / 214

七、中医在肺癌诊疗中的作用 / 216

第一篇

病因篇

- 一、肺癌会遗传吗?
- 二、不吸烟为什么还会得肺癌?
- 三、得了肺结节,就离肺癌不远了?
- 四、咳嗽不停怎么办?
- 五、得了肺癌之后要不要戒烟、戒酒?
- 六、得了肺结节到底该怎么办?
- 七、肺癌小知识

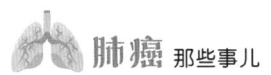

一、肺癌会遗传吗？

有这样的一家三口：父亲和母亲都是机关单位的退休工人，他们的独生子是一位机关领导干部。一天，父亲突然感到身体不适，去医院检查后被诊断出患有肺癌。这个消息对家庭来说是个巨大的打击，尤其是儿子，他深爱着自己的父亲，看到父亲受到病痛的折磨，他的心中充满了焦虑和担忧。也正是从那天起，儿子更加关注自己的健康状况。他开始留意自己呼吸的频率和深度，担心每一次咳嗽都是肺癌的征兆，变得很谨慎。

儿子的焦虑逐渐加剧，他开始在网上搜索有关肺癌的信息。他看到许多关于肺癌晚期的恐怖图片和悲伤的故事，这些信息加剧了他的恐惧，让他更加担心自己的未来。每当他看到父亲因治疗而变得虚弱时，内心就像是被无尽的黑暗笼罩着，最终因过度焦虑影响到日常工作和生活，儿子只得求助于专业的肺癌医生。医生告诉他，肺癌并不是遗传疾病，他们家族中没有其他人患有这种病，他父亲的肺癌是多年吸烟和环境因素导致的。医生还告诉儿子，焦虑和担忧并不能解决问题，相反，它们只会进一步削弱身心健康。医生鼓励儿子放松心情，保持积极的态度，并提醒他关注自己的健康，按时体检，不要过度担忧。

科普小课堂

肺癌会遗传吗？这是很多人关心的问题。

肺癌是一种呼吸系统的恶性肿瘤疾病，与吸烟、空气污染、肺部疾病、饮食，以及遗传因素有着密不可分的关系，可能会出现遗传，但至今还没有证据表明肺癌存在特异性的易感基因。越来越多的研究支持肺癌是基因与环境相互作用引起的，致癌物代谢、DNA修复，以及细胞增殖和凋亡控制基因的遗传变异等，都有可能是与吸烟有关的肺癌的重要遗传易感因素。

肺癌是一种由肺部细胞异常增生形成的肿瘤，分为2种类型：小细胞肺癌和非小细胞肺癌。其中，非小细胞肺癌占肺癌的80%～85%。肺癌的主要危险因素包括吸烟、空气污染、放射线等，长期接触石棉、铬、镍等化学物质也会增加患肺癌的风险。事实上，目前已经确定了多个与肺癌有关的基因变异，这些基因变异可能会导致肺癌的发生率增加，但并不是所有人都会受到这些基因变异的影响。

1. 肺癌与家族遗传的关系

研究表明，如果近亲中有患肺癌的人，那么他得肺癌的风险会增加，这种现象被称为家族性肺癌。家族性肺癌可能是由基因突变导致的，也可能是由家庭成员共同的环境因素等导致的。

2. 肺癌与基因突变的关系

研究表明，某些基因突变可能会增加肺癌的发生率，其中最为常见的是EGFR基因突变。EGFR基因突变是非小细胞肺癌中最常见的基因突变之一，会导致肺癌细胞异常增殖和分化。此外，ALK、KRAS、ROS1等基因的突变也与肺癌有关。但是，这些基因突变只是导致肺癌的因素之一，其他环境因素也会导致肺癌的发生。

3. 如何降低肺癌发生的风险？

虽然肺癌与遗传有关，但是可以通过改变生活方式来降低肺癌发生的风险。戒烟是预防肺癌最重要的措施之一，保持健康的饮食和锻炼习惯可以降低肺癌发生的风险，避免接触化学物质和被污染的空气也是预防肺癌的重要措施之一。

综上所述，肺癌与遗传有关，但并不是所有人都会受到基因突变的影响。有家族史的人得肺癌的概率会比正常人高，但并不是百分之百都会得肺癌。肺癌具有一定的家族聚集性和遗传易感性，但肺癌本身并不是一种遗传性疾病。如果家族中有人患肺癌，家族中其他成员患肺癌的风险相对较高，属于肺癌高危人群，但并不意味着一定会患肺癌。肺癌的形成还与不良生活饮食习惯、职业暴露、空气污染、电离辐射等因素有关,其中最常见的引起肺癌的原因是吸烟。如果有肺癌家族史,还伴有长期大量吸烟史,那么在多种高危因素的共同作用下,得肺癌的概率非常高。因此,这类高危人群一定要戒烟戒酒,注意保持良好的饮食习惯,还要注意避免环境的影响。最重要的是,有肺癌家族史的高危人群,一定要定期体检,即使得了肺癌也能及时发现,争取做到早发现、早诊断、早治疗。

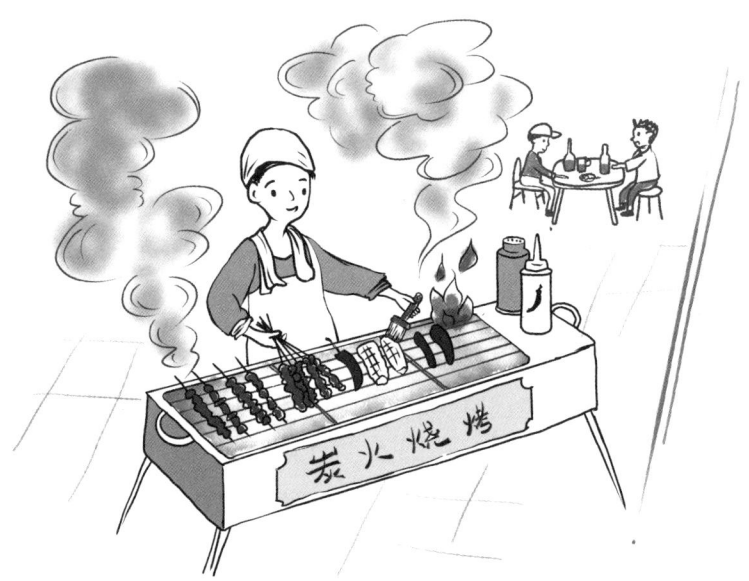

生活中,大家见到肺癌患者不要躲避,更不要害怕,肺癌不会传染。如果家族中有肺癌病史,更要养成良好的饮食及生活习惯,及时戒烟戒酒,在日常生活中避免前往空气污染严重、含有辐射的地方,降低肺癌的发生概率。患者也可以定期前往医院体检,如果出现肺部异常症状,可以尽早进行治疗。

只有对肺癌有所了解,才可以有针对性地预防,远离高危因素,避免致病因素,减少发病率。提高免疫力、多运动、保持良好的心态、不吸烟、不喝酒等都会帮助人们远离肺癌,尤其是本身就有呼吸道疾病的患者更要注意预防肺癌。

河南省胸科医院 呼吸科 武旋

二、不吸烟为什么还会得肺癌？

刘爷爷确诊晚期肺癌已经1年多了，目前正在接受抗肿瘤治疗。有一天碰到同病区一位初诊的年轻病友小张，通过交谈得知小张也和他一样得了肺癌。

刘爷爷："小伙子，听说你刚被诊断出和我一样的病，你这么年轻，怎么也得了这么不好的病啊？"

小张："叔，我也不知道咋回事儿。大夫告诉我病情的时候，我一时都接受不了。唉……"

刘爷爷："你平常吸烟吗？"

小张："我从不吸烟，也尽量保持健康的生活方式。"

刘爷爷："你不吸烟怎么也得了肺癌？不像我，都30多年吸烟史了。"

小张："大夫说我得这个病不是因为吸烟，而是因为我有与肺癌发生相关的基因突变。另外，导致肺癌发生的原因有很多，包括主动吸烟、被动吸烟、空气污染、职业暴露有害物质、电离辐射、感染某些致病菌等。"

刘爷爷："由此看来，吸烟不吸烟都有可能得肺癌啊。不过你也别太难过，如果有基因突变，可以通过口服靶向药来治疗。希望不久的将来，科学进步到我们可以攻克肺癌，让它能够成为像高血压、糖尿病等慢性病一样的疾病，让我们这些肺癌患者可以长期生存。"

科普小课堂

原发性支气管肺癌，简称肺癌，为起源于支气管黏膜或腺体的恶性肿瘤，按组织病理学可分为两大类：非小细胞肺癌和小细胞肺癌。肺癌是严重危害人类健康的疾病，通常认为其病因及发病机制与以下因素有关。

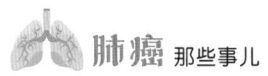

1. 吸烟

吸烟包括被动吸烟或环境吸烟等。烟草的组成成分，以及燃烧时烟雾中的尼古丁、苯并芘、亚硝酸盐和少量放射性元素钋等均有致癌作用。吸烟者发生肺癌的风险与不吸烟者相比明显升高，且吸烟支数越多、开始吸烟的年龄越小、吸烟时间越长，肺癌发病率越高。

2. 职业致癌因子

从事与石棉、砷、铬、镍、煤焦油、芥子气、三氯甲醚、氯甲甲醚等，以及铀、镭等放射性元素有关的职业，肺癌发生风险增加 3～30 倍。

3. 空气污染

燃料燃烧和烹调过程中产生的致癌物，以及工业废气中的 3，4-苯并芘、氧化亚砷、放射性物质，镍、铬化合物及不燃的脂肪族碳氢化合物等均可诱发肺癌。

4. 电离辐射

大剂量电离辐射可引起肺癌。

5. 遗传和基因突变

基因突变分为遗传性和获得性。在人类特定染色体（6号染色体）中遗传某些 DNA 变化的人更有可能患上肺癌，且与吸烟状态无关；在获得性基因突变中，通常是由暴露于环境中的某些致癌物等导致细胞 DNA 发生变化，致使细胞异常生长，从而导致癌症的发生。

6. 饮食与营养

较少食用含 β 胡萝卜素的蔬菜和水果，肺癌发生的危险性升高。

7. 其他诱发因素

肺部慢性疾病，如肺结核、尘肺病，以及病毒感染、真菌毒素（黄曲霉）等，均可导致肺癌的发生率高于正常人。

河南省胸科医院　呼吸科　王帅

三、得了肺结节,就离肺癌不远了?

肺结节:"嗨,大家好,我是肺结节,一个小小的肺部结节。"

肺结节患者:"什么,我得了癌症吗?好害怕……呜呜呜呜,我还有好多好吃的没吃,好多想去的地方没去,我的孩子还小,父母又年迈……"

肺结节:"不要跑,不要跑。我都说了,人家只是一个小小的肺结节,不是癌症。先听我做个自我介绍好不好?"

科普小课堂

我叫肺结节,人们有时也叫我肺毛玻璃结节、肺磨玻璃结节。

以前大家很少知道我的存在,为什么现在我越来越出名了呢?

一是我的检出率越来越高,二是很多人谈我色变。

过去肺部体检主要是拍 X 线片,难以发现小于 1 cm 的结节。现在越来越多的单位改做低剂量的肺部 CT,2 mm 以上的结节都能被发现,所以检出率高了;受雾霾等空气污染、不良生活习惯的影响,肺结节的发生率有所上升。

1. 为什么很多人谈我色变呢?

因为不少人误认为一发现肺结节就是确诊了癌症。其实,我很普通,我的出现表示肺部有了病变。这个病变,可能是感染、纤维化、淋巴结、血管性、气道病、淋巴组织增生性病变,也可能是免疫相关性疾病,肺部的良、恶性肿瘤也是有可能的。

2. 我究竟长什么样呢？

在胸部 CT 上主要表现为直径 ≤ 3 cm 的局灶性、类圆形、密度增高的实性或亚实性的肺部阴影。

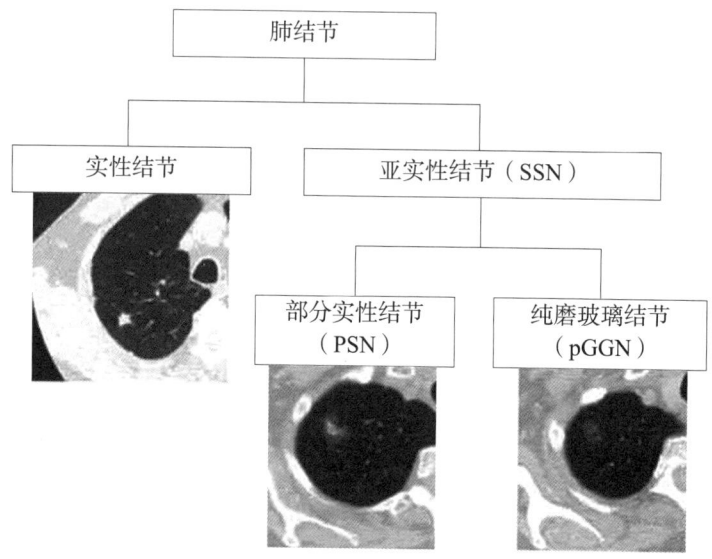

3. 发现我后该怎么办呢？

我并非都是恶性的，相反，首次发现的肺结节有九成都是良性的，所以大家不必恐慌。我们的相遇，虽不太美好，但你和我，学会和谐相处，总不太难。那究竟该怎么办呢？

必须去找专科医生咨询。医生会根据我的大小、密度、边缘是否光滑、产生的部位和症状，综合判断我是良性的还是恶性的，从而采取相应的措施。

4. 精准分类

简单地说，就是要做我的管理者。要想管理好肺结节，首先要想想，我们为什么会相遇呢？以下这些都是肺结节喜欢的人群：长期生活不规律、总熬夜、失眠多梦、吸烟喝酒、心里常有阴霾、压力过大、心里纠结、易怒爱生气、饮食无节、缺少运动等。

5. 如何攻克？

最关键的，就是要倡导健康的生活方式！

对于体检中发现的肺结节，定期复查是关键。遵从医嘱，需要定期复查的，一定要复查！

当下看着这个肺结节可能就 5 mm 大小，过了几个月，它可能就变成 10 mm 了，如果不复查，很有可能错过发现恶性结节及治疗的最佳时机。至于复查的时间和次数，医生会根据结节性质来判断：5 mm 以下的微结节每年复查 1 次；5～10 mm 的小结节每 3 个月复查 1 次，随访 3～5 年；恶性可能性较大时，应尽早穿刺，病理明确性质，必要时行手术治疗。有的是可以微创的。经过手术治疗的早期患者的 10 年生存率达到了 90% 以上，预后很好，所以不必过度担心。

6. 哪些肺结节是恶性的可能性大？

年龄在 55 岁以上，有慢性肺部疾病史和家族史，直径＞1 cm，边缘有毛刺和分叶，密度不均者恶性可能性大。需要注意的是，有吸烟史的人，是肺癌的高危人群！

河南省直第三人民医院　全科医学科　殷莉 / 李聪

四、咳嗽不停怎么办？

张护士巡视病房时，发现 18 床刘大爷一直坐着咳个不停。

刘大爷："小张护士，我只要一躺下，就咳嗽个不停，坐起来之后咳嗽就会减轻，躺不能躺，睡不能睡，尤其是夜里更明显。我该怎么办呢？"

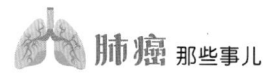

科普小课堂

咳嗽是肺癌患者常见的症状之一，很多肿瘤患者都伴随着咳嗽、咳痰，有时会出现痰中带血等症状。因为咳嗽不能得到很好的睡眠，从而影响肿瘤患者的生活质量。如果患者因咳嗽出现痰液黏稠不易咳出、胸闷、痰中带血等症状，应及时告知医生，遵医嘱给予对症支持治疗。单纯咳嗽对于患者并不是一件坏事情。咳嗽是人体的反射性防御动作，如果对咳嗽放任不管，任其发展，可能会造成呼吸困难、疼痛、咯血、焦虑、失眠等。对于单纯咳嗽，或因咳嗽出现的痰中带血、胸闷等症状，要及时就医，以免错过最佳治疗时间。

（一）引起肺癌患者咳嗽的原因有哪些？

（1）肿瘤本身引起，多由支气管、气道等肿瘤的刺激或者肺实质的浸润造成。

（2）肿瘤相关治疗，如放疗、化疗及免疫靶向治疗后肺部感染或肺部手术等。

（3）并发症，如肺部感染、肺炎、COPD患者、哮喘、胸腔积液等。

（二）肿瘤患者咳嗽的应对方法

1. 抬高床头，垫高枕头

夜间咳嗽不能平躺时，可以抬高床头，或者把患者的头部、颈部、背部从高到低同时垫高，逐渐过渡，形成一个从头到背的斜坡，这样可以充分打开气道，避免分泌物滞留在呼吸道。对于心脏功能不好的人，头部高一点，能减轻心脏负荷，避免反射性咳嗽。呼吸道中的分泌物容易积聚，分泌物会刺激咳嗽感受器，抬高床头可以有效减轻患者咳嗽的症状。

2. 一般治疗

秋冬季天气干燥，可以使用加湿器，使室内的温、湿度保持适宜状态（温度保持在18～22℃，湿度保持在50%～60%）；外出时佩戴口罩，防止冷

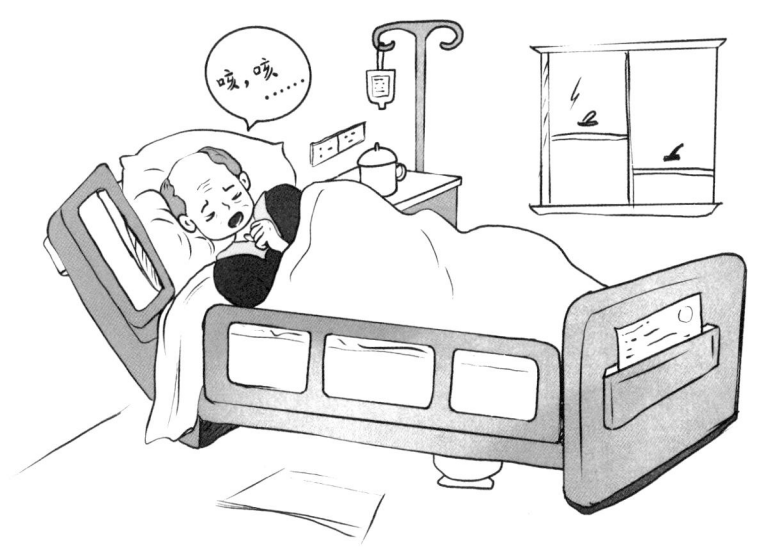

空气进入鼻腔而诱发咳嗽。蜂蜜有润肺止咳的功效,喝蜂蜜水可以止咳。雪梨水、甘蔗水等也有同样的效果。也可以通过多喝水,保持肺部湿润的状态,从而缓解咳嗽。

3. 药物治疗

肿瘤患者因为疾病感染而咳嗽时应及时告知医生,并严格按医嘱和说明书使用药物,不可滥用。如果咳嗽严重,出现痰中带血、胸闷等症状,可以给予磷酸可待因口服液(片)治疗及吸氧缓解胸闷症状,也可采用压缩雾化吸入对症治疗。最重要的是积极治疗原发疾病,只有肿瘤得到有效控制,才能从根本上缓解咳嗽症状。

4. 日常注意

要戒烟戒酒,多喝水,避免摄入辛辣刺激性食物,养成良好的生活习惯,避免各种因素刺激呼吸道。可以通过放松心情、转移注意力来缓解症状,也可以通过针灸、贴穴、汤药等治疗手段改善肿瘤患者的咳嗽症状。有效控制咳嗽,缓解症状,才能减轻患者的痛苦。

河南省肿瘤医院 肿瘤内科 张楚楠

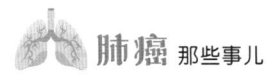

五、得了肺癌之后要不要戒烟、戒酒？

熊大哥过去烟酒不离手，每天1包烟、半斤酒，持续了30多年。1年前他因为咳嗽经久不愈，去医院检查发现右肺腺癌伴颈部淋巴结转移，经过3个月的规范治疗后，右肺肿瘤及颈部淋巴结转移灶都得到了很好的控制。有一天他问我："尚医生，我以后还能继续吸烟、喝酒吗？"我说："首先，吸烟产生的烟雾中含有较多致癌物，致癌物进入机体后可能会使基因突变，导致细胞癌变，最后可能发展成肿瘤，所以吸烟可能和部分肿瘤的发生具有相关性。同时，肿瘤与外源性因素、内源性因素等相关，其中外源性因素包括吸烟、饮食、环境等，内源性因素包括肿瘤遗传病史、炎症长期感染、自身基因易感性等，肿瘤的发生可能与某种因素有关，也可能是多种因素共同作用导致的。你这次罹患肺癌，有可能就和吸烟有很大的关系。其次，肿瘤患者喝酒容易刺激肿瘤生长，降低药物疗效，使身体免疫力下降。而且，长期饮酒还会使口腔癌、食管癌、胃癌、肝癌的发病率增高。"听完之后，熊大哥默默地走了。

1个多月前，熊大哥突然给我打电话说："尚医生，我最近吃饭感觉有点梗，尤其是吃米饭、硬物的时候更明显些。"我让他赶紧到医院检查。检查发现，他的肺部肿瘤控制得很好，但食管下段明显增厚了，通过胃镜检查确诊为食管鳞癌。询问病史才发现，这1年来他间断地抽烟，但酒一直没戒。这次他终于摇摇头对我说："我再也不抽烟喝酒了。"

科普 小课堂

烟草烟雾中含有上千种化学成分，其中有害物质多达百种，致癌物至少有69种。吸烟时，烟雾进入人体的鼻腔、口腔、咽喉及气管，部分烟雾会经食管到达胃部和肠部，部分烟雾的代谢物经泌尿系统排出体外。因此，吸烟可能会导致致癌物长期存留于机体中，引发肺癌、头颈部肿瘤、食管癌、胃癌、肠癌、胰腺癌及前列腺癌等多种肿瘤疾病。

酒精和癌症的关系是——即使是一滴酒也致癌。酒精本身不具有致癌性，但在人体分解的过程中，酒精会代谢成乙醛。乙醛是明确的致癌物，它可导致 DNA 突变，甚至染色体变异，还能导致体内细胞死亡，诱发炎症，增加癌变的可能性。

发表在《柳叶刀》杂志上的一篇全球性大规模研究显示，近一半的癌症风险与烟草和酒精有关。其中烟草是导致癌症最大的因素，占癌症病例的 33.9%；其次是酒精，占 7.4%。

经常抽烟喝酒的人群，需警惕以下 4 个症状：进食出现哽噎感、咳嗽、咯血、胃疼、反酸、皮肤变黄。所以，无论有没有得肿瘤性疾病，都要避免烟酒伤害。目前正在吸烟的，也要尽可能地戒烟，降低患癌的风险。

信阳市中心医院　肿瘤内科　尚可

六、得了肺结节到底该怎么办？

前些天单位体检，小王的肺部查出了 2 个直径 1 cm 左右的圆形高密度阴影，医生说倾向于良性但是不排除恶性可能，建议他观察并且定期复查。

然而小王的心却像悬起来了一样，天天百度肺结节、肺癌知识，越看越觉得自己可能得了肺癌，甚至开始出现咳嗽、咳痰、呼吸困难等症状，又是要求做 PET/CT，又是要求赶紧手术切除。在医生耐心劝阻后，小王依然不放心，四处寻医，终于找到肯给自己治疗的医生，医生给他开了各种祖传中药，他因此服用了大量活血散结的中成药。小王认为这些药能平衡机体阴阳，散去各种结节，使身体逢凶化吉。不幸的是，没多久小王就因为食欲不振、黄疸、消瘦住进了医院，不仅肺结节没有消除，还查出了药物性肝损伤。懊悔不已的小王瘫坐在病床上，希望得到医生的帮助。

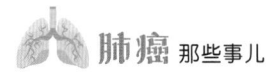

科普小课堂

统计结果表明,肺结节中大约97%都属于良性病变(炎症、纤维钙化灶、血管瘤、错构瘤等),仅有3%属于恶性病变,即早期肺癌。而无论结节的良、恶性,中草药或者中成药的散结能力都没有高质量临床数据的支持。如果像小王这样仅因为一个良性结节就大量服用该类药物,不仅起不到治疗效果,可能还会得不偿失。

随着检测技术的提升,以及人们体检意识的提高,肺结节检出率提高了许多。尤其是新冠病毒肆虐之后,产生了大量的感染相关性结节。约有1/4的患者表示在新冠感染疫情防控期间,或者"阳康"后忽然就在胸部CT中发现了肺结节。发现肺结节后不要紧张,一定要去正规医院就诊,医生会根据CT影像特征及患者的临床特征(如年龄、既往史、吸烟史、职业史等)综合分析后给出建议:对于良性结节,无须干预,如果是炎症导致的,使用抗生素治疗即可缩小甚至消失,根本不需要手术治疗;对于低风险结节,如果<6 mm是无须常规随访的;只有在≥6 mm时需要根据医生建议进行定期随访,动态对比后再根据具体情况进一步决策;对于高风险结节或者多个结节,无论尺寸大小都要定期随访,并且根据医生的建议进行更深入的检查及后续管理。

发现肺结节切忌盲目用药,一定要到正规医院检查并听从医生的指导。此外,还要养成良好的生活和饮食习惯,戒烟戒酒,保持心情愉悦,合理膳食,规律作息,不要熬夜,坚持运动,增强免疫力,用健康的生活方式将肺癌的预防工作做在平时。定期筛查对于早诊早治意义重大。新版指南推荐,对于肺癌高危人群,也就是年龄>50岁和吸烟量>20包年(每天吸烟的包数×吸烟年数)的人群,推荐定期进行胸部低剂量CT筛查,将肺癌挡在健康的门外。

新乡医学院第一附属医院 肿瘤内科 刘彦廷

七、肺癌小知识

科普小课堂

肺癌，有着"第一癌"的恶名，是生长在气管、支气管、细支气管包括肺泡组织上的，目前在我国发病率最高、死亡率最高的恶性肿瘤，也是发病率和死亡率增长最快、对人群健康和生命威胁最大的恶性肿瘤之一。

1. 肺癌的分类

（1）根据病理类型，可以分为肺鳞癌、肺腺癌、肺小细胞癌和肺大细胞癌。

（2）根据病变部位，可以分为中心型肺癌和周围型肺癌。

（3）根据病灶大小，有无肺门淋巴结和纵隔淋巴结的转移，有无肺外转移，可以分为Ⅰ期、Ⅱ期、Ⅲ期和Ⅳ期肺癌。

2. 肺癌的症状

肺癌最主要的症状是咳嗽、咳痰、痰中带血或咯血、胸痛、胸闷气短及声音嘶哑，有这些症状时需要鉴别是否有上呼吸道感染、肺部炎症、支气管炎、肺结核等。

3. 该做什么检查？

首先行胸部 X 线检查，这是发现、诊断肺癌的重要方法，也是最简便、最直接、最经济的检查方法，包括 X 线胸部透视、胸部正侧位片、体层照片；其次是行胸部 CT 检查，这是评估肺癌胸内侵犯程度及范围的常规方法，能发现 < 1cm 和常规胸片难以发现的病变；再次是 MRI 检查，能鉴别实质性肿块与血管的关系，显示气管和血管的受压、移位与阻塞情况，对检测肺癌脑转

移及肝转移敏感；最后还有最先进的 PET/CT 检查，主要用于排除纵隔淋巴结和远处转移，是评价肺癌结节和远处转移最精确的影像检查方法。

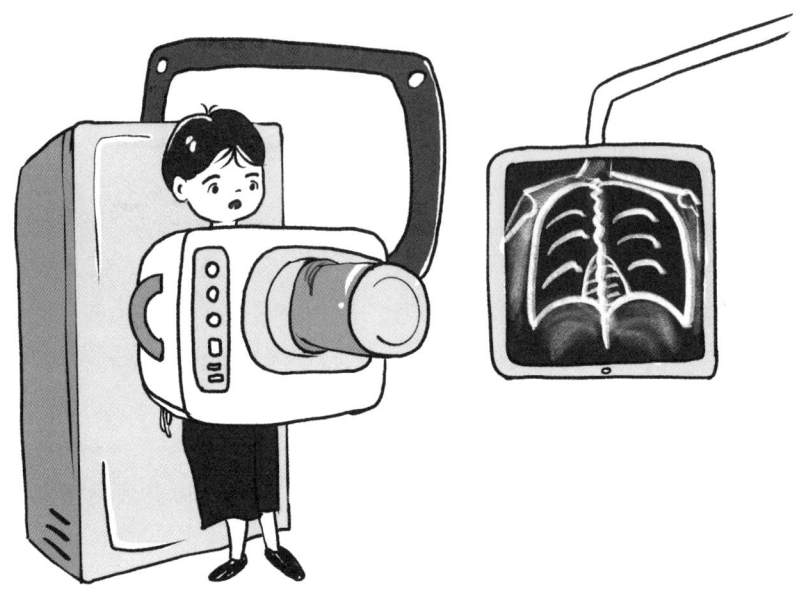

4. 确诊肺癌的"金标准"

肺癌的确诊必须有组织学或细胞学依据，活检是确诊肺癌的"金标准"，可经如下方法进行检测。

（1）经支气管活检。是诊断肺癌常用的方法，除很小的肺癌及大多数外周型肺癌外，均应行此检查。

（2）皮穿刺活检。适用于周围型肺癌，病变位置靠近胸壁者。

（3）胸膜穿刺活检。适用于胸腔积液患者。

（4）浅表淋巴结活检。适用于增大变硬的外周淋巴结，如颈部、锁骨上淋巴结。

（5）胸腔镜活检。适用于胸膜病变、肺表面结节病变及纵隔淋巴结肿大的患者。

（6）纵隔镜活检。适用于纵隔淋巴结肿大者，是目前临床评价肺癌纵隔淋巴结状态的金标准。

（7）剖胸探查活检术。临床高度怀疑肺癌的肺内结节患者，经各种检查无法定性诊断，可手术探查。

5. 治疗方法

即使查出肺癌，也不要过于恐惧。随着现代医学的发展，除了传统的手术、放射治疗和化疗，还有近年来兴起的靶向治疗、免疫治疗等，显著提高了患者的生存率，使带瘤生存成为可能。

肺癌有哪些治疗方法呢？

（1）化学治疗。是肺癌的主要治疗方法，90%以上的肺癌需要接受化疗治疗。

（2）放射治疗。对小细胞肺癌疗效最佳，鳞状细胞癌、腺癌次之。

（3）外科治疗。是肺癌首选和最主要的治疗方法，也是唯一能使肺癌治愈的治疗方法。

（4）靶向治疗。靶向治疗的药物有很多，总体分为两大类，一是抗肿瘤血管生成（VEGF受体拮抗剂），如贝伐珠单抗、安罗替尼等，此类药物使用无须检测基因类型；二是针对驱动基因的靶向药，这就需要检测基因型，根据基因检测结果选择对应的靶向药物。一般来讲，亚洲人群中不吸烟的女性、非小细胞肺癌（腺癌为主）有驱动基因突变的概率较高。

（5）免疫治疗。PD-1/PDL-1抑制剂。

（6）其他治疗。如中医、中药等。

接受规范、权威的诊疗，可以达到临床治愈或者获得更长的生存期。相反地，如果误诊误治，则会导致癌症早期复发或者治疗效果不佳。随着医疗水平的发展，各种新药、新治疗方法的不断研发，癌症的治愈率与癌症患者的生存期均优于以往。

6. 积极治疗+保持好心态，才是"抗癌利器"

肺癌擅长"潜伏"，但好在有迹可循。早一天发现和治疗，就多一分治愈的希望。可通过以下方法对肺癌进行预防和早筛：

（1）及时戒烟，远离二手烟。

（2）做饭时使用抽油烟机或多用蒸、煮等健康的烹饪方式。

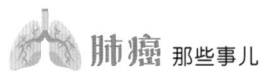

（3）雾霾天出门、从事带有粉尘的工作时戴好口罩。

（4）高危人群要定期体检，及时做防癌筛查。每年1次胸部低剂量螺旋CT，若查出肺内结节，遵医嘱检查。

安阳市肿瘤医院　肿瘤内科　李静

第二篇 检查篇

一、肺癌早期难发现，定期筛查是关键

二、为什么肺癌术前要做很多检查？医生是如何选择治疗方案的？

三、体检发现多发性肺结节怎么办？

四、超声对肺癌的诊疗有什么帮助？

五、肺穿刺活检

六、CT引导下肺穿刺活检术

七、关于肺癌诊断

八、为什么要花那么多钱做基因检测？

九、肺癌与基因检测

十、气管镜检查在肺癌中的应用

十一、探寻CT辐射的秘密

十二、影像学检查的必要性

十三、肺穿刺术后护理

十四、病理检查——诊断的金标准

十五、"肺"腑之言——病理篇

十六、超声引导下经皮穿刺肺肿物粗针活检

十七、气管肿物

十八、小镜子，大作用——探秘支气管镜的临床应用

十九、纵隔淋巴结探秘之超声支气管镜检查

二十、CT引导下穿刺定位在肺癌诊疗中的应用

二十一、CT引导下穿刺活检同步消融治疗

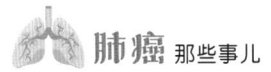

一、肺癌早期难发现，定期筛查是关键

74岁的许奶奶患乙肝—肝硬化—肝癌。

2个月前，许奶奶52岁的女儿蒋阿姨陪她到医院复查。许奶奶的病情稳定。

许奶奶爱女心切，让女儿一定要做个全身体检。

许奶奶："医生，我女儿长期吸烟，加上我又有肝癌，实在不放心，麻烦您给她也做个检查，看看有什么毛病没有。"

蒋阿姨："我现在好好的，又没有什么不舒服，做什么检查呀，还不如把钱留给您看病呢。"

经过一番沟通，蒋阿姨遵从了许奶奶的建议。

医生："听说你平时爱吸烟？"

蒋阿姨："是的，从年轻的时候就开始吸了，没断过。"

医生："吸多少年了？"

蒋阿姨："至少得有25年了。"

医生："一天大概能吸多少支？"

蒋阿姨："少的时候一天一盒（20支），多的时候一天能吸一盒半。"

因为蒋阿姨有长期吸烟史，医生立即安排蒋阿姨进行了胸部低剂量螺旋CT检查。半小时后结果出来了，医生从胸部CT上看到右肺上叶有3处占位病变，并且有毛刺征、胸膜牵拉，均提示恶性征象，立即安排蒋阿姨住院。

住院后，蒋阿姨完善了其他检查，没有发现远处转移。3天后，蒋阿姨进行了手术切除，术后病理提示为腺癌（病灶最大直径1.7 cm），淋巴结没有转移。

因为蒋阿姨发现得及时，属于早期肺癌（ⅠA期），术后不需要辅助治疗，只要定期复查就可以了。

许奶奶悬着的心终于放下了。

科普小课堂

肺癌是我国及全世界发病率和死亡率最高的恶性肿瘤。随着诊疗技术的不断进步，肺癌患者的生存率逐年提高，但人们仍然"谈癌色变"。

肺癌目前尚无有效的预防手段，早诊早治是降低肺癌死亡率的有效措施。肺癌患者的生存时间随着分期的升高而降低，有数据显示，早期（Ⅰ期）患者的5年生存率超过50%，且一部分患者治疗后能够痊愈，而晚期（Ⅳ期）患者的5年生存率仅约5%。因此，发现时分期越早，治疗效果越好。

遗憾的是，肺癌早期缺乏典型症状，大部分患者确诊时已为晚期。因此需要有效的手段早期发现，从而提高肺癌患者的生存率。定期筛查，是提高肺癌早诊早治率的重要手段。

（一）什么样的人群需要筛查？

目前只推荐对高危人群进行筛查，存在以下危险因素的人群属于高危人群。

（1）年龄：肺癌发病率在44岁之前处于较低水平，45岁之后快速上升。国内外对于肺癌筛查的起始年龄一般为45～55岁。

（2）吸烟：吸烟会显著增加肺癌的发病风险。研究表明，现在吸烟者肺癌的发生风险和死亡风险分别为不吸烟者的13.1倍、11.5倍，曾经吸烟者肺癌的发生风险和死亡风险分别为不吸烟者的4.06倍、4.10倍，而且吸烟量越大，患肺癌的风险越高。戒烟是预防肺癌最简单、最有效的方法。随着戒烟时间的延长，肺癌的发病风险逐渐下降。吸烟量≥20包年且戒烟时间＜15年是肺癌的高风险因素。

（3）二手烟或油烟吸入史：与吸烟者共同生活或同室工作≥20年也属于肺癌的高风险因素，工作场所二手烟暴露者、家庭二手烟暴露者患肺癌的风险分别为无二手烟暴露者的1.78倍、1.53倍。

（4）职业暴露史：如有石棉、氡、铍、铬、镉、镍、二氧化硅、煤烟及煤烟尘暴露史，且至少1年。

（5）个人肿瘤史：既往罹患其他恶性肿瘤者可能携带异常的基因突变，

基因突变可增加肺癌的发病风险。

（6）直系亲属肺癌家族史：父母、子女及兄弟姐妹若患有肺癌，则其本人患肺癌的风险显著增加。

（7）肺部疾病史：如慢性阻塞性肺疾病（COPD）、肺结核、肺纤维化等与肺癌也密不可分，有 COPD 者患肺癌的风险为无 COPD 者的 2.22 倍。

肺癌筛查的人群选择[《中华医学会肺癌临床诊疗指南（2022版）》]：

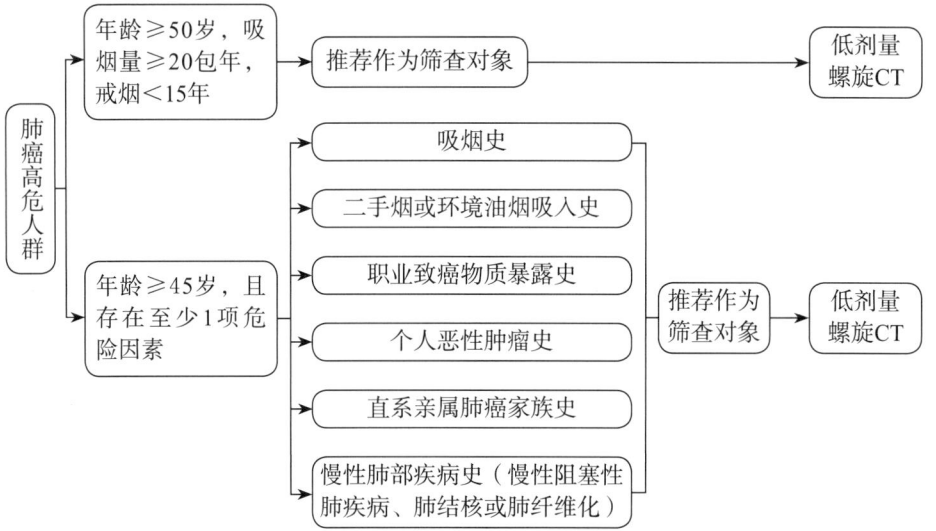

通过以上内容可以看出，肺癌高危人群应该符合以下条件之一：

年龄≥ 50 岁，吸烟量≥ 20 包年，戒烟＜ 15 年；

年龄≥ 45 岁，且至少存在 1 项危险因素。

可以根据这些条件来判断自己是否属于高危人群，是否需要筛查。

（二）怎样进行肺癌筛查？

目前已经证明有效，并且被权威机构推荐的肺癌筛查方法只有一种——低剂量螺旋 CT（LDCT）。什么是 LDCT？顾名思义，就是让检查者少受射线辐射的 CT。LDCT 比常规 CT 的辐射剂量降低了 75%～ 90%，检查费用也更低。

在 LDCT 出现之前，肺癌常规筛查手段包括胸部 X 线检查、痰细胞学检查及血液肿瘤标志物检测等，但研究证明，这些筛查方式的效果并不理想，对发现早期肺癌的价值也非常有限。

现在还有一些听起来很高大上的筛查手段，比如 PET-CT、基因测序等，在确诊癌症、诊断基因突变、监测治疗效果的时候确实很不错，但用于普通人群筛查则需要慎重。原因有很多，包括费用过于昂贵、检测早期癌症准确性效果不佳，甚至对身体还有潜在伤害。比如 PET-CT，有非常显著的放射性，辐射比 LDCT 高得多。

（三）多长时间筛查一次？

建议每 1～2 年筛查一次。

（四）LDCT 筛查会不会增加辐射危害？

辐射是肺癌筛查中大家最重视、最担心的问题。

实际上，专家通过大量的临床实践得出结论，50 mSv 的单次剂量或者 100 mSv 的终身剂量，都不会引起健康风险。LDCT 平均辐射剂量为 0.61～1.50 mSv，比坐一次 8 h 的长途飞机接受的辐射量还要小。退一万步说，就算什么都不做，每年接收到的天然背景辐射剂量也有约 2 mSv。

因此，LDCT 筛查对人体的影响是非常微小的，不必过分忧虑。

（五）如何降低罹患肺癌的风险？

戒烟是最简单、最有效的预防肺癌的方法，远离二手烟也是降低肺癌发生风险的有效方法。此外，保证合理的体育锻炼，适当摄入新鲜蔬菜、水果等，也能远离肺癌的危害。

新乡市第二人民医院　肿瘤血液科　郭田田
河南省肿瘤医院　肿瘤内科　马淑香

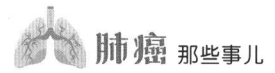

二、为什么肺癌术前要做很多检查？医生是如何选择治疗方案的？

一个正常的工作日，王大姐急匆匆找到我，让我看看她爱人老李的胸部CT。原来老李因腰部疼痛就诊于我市一家医院的泌尿外科，泌尿外科医生建议他住院进一步诊疗，入院检查行CT时发现右肺占位性病变，随即转入该院胸外科，进一步做了胸部增强CT，并进行了肺占位穿刺活检，病理提示腺癌。胸外科的医生建议老李进行手术，王大姐悲痛万分，对手术也充满恐惧，经人介绍找到我，想问问有没有更好的办法。

我详细询问了老李的状况（老李没来），并看了王大姐带来的检查报告。从病史看，老李除了腰痛没有别的症状，包括咳嗽、咯血、胸闷等胸部相关症状，检查包括胸部增强CT、腹部平扫CT、病理检查、肺功能、心电图和心脏超声检查，以及血液相关检查。我告诉王大姐，肺癌术前除了这些检查，还应该补充头部增强MRI、颈部超声、骨扫描，最好再加一个PET-CT的检查，等这些检查都做完后，再进行多学科会诊来确定下一步的治疗，而且由于患者的腰痛症状存在，我怀疑存在骨转移。

3天后王大姐再次来找我，说上次见我后第二天就要进行手术，她强烈要求做完检查后看看结果再考虑手术，胸外科大夫随即为她爱人进行了PET-CT检查。我看了PET-CT的报告，提示颈部淋巴结及骨头多发转移，属于肺癌Ⅳ期，无法进行手术。老李随后转到我科进一步诊疗，给老李补充了头部增强MRI、胸椎腰椎MRI、颈部超声、骨扫描的检查，并对老李的病理切片进行了基因检测，结果发现颅脑也有多发的小转移灶，腰椎体破坏严重，不过幸运的是，基因检测为EGFR19缺失突变。根据老李的病情，我科给予老李三代EGFR-TKI的应用、腰椎放射治疗和磷酸盐的应用。老李腰痛的症状2周后完全缓解，止痛药也不用吃了；1个月后复查，发现头上和肺部的病灶缩小了50%以上。

科普小课堂

老李完善了肺癌的术前检查,避免了不适宜的手术治疗,采用靶向治疗取得了很好的效果。从以上案例可以看出肺癌的术前检查比较多,目前主要包括以下几类:

(1)入院基础检查。只要住院,无论什么疾病都要进行的检查,包括血常规、肝肾功能、电解质、心电图。

(2)专科检查。针对肺癌初诊患者,包括头部MRI、颈部超声、胸部增强CT、腹部超声或增强CT、骨扫描,以及气管镜或肺穿刺病理检查、纵隔淋巴结病理评估、基因检测和PD1/PD-L1的检测。

(3)关于手术的检查。包括免疫8项、血凝常规、心功能检查、头部血管MRA、心脏血管CTA检查,某些情况下,PET-CT也是必需的。

这些检查做下来大约需要2周,如果做PET-CT,时间更长、费用更高。其实看病和做事一样,必须对事情做充分的调查并且深刻理解后才能做好。想要制定一个适合患者的治疗方案,就必须了解患者身体的一般状况,明确患者的定性诊断,也就是确定是不是肺癌,是哪种肺癌;在定性诊断的基础上,进一步行分期诊断,如果是早中期,适合手术,还要进一步了解患者是否有手术禁忌证。所有这些完成之后再进行多学科会诊,确定患者是直接进行手术,还是新辅助治疗之后再进行手术,形成一个综合的、最适合患者的方案。如果检查不完善,就可能会误诊误治或选择不当的治疗方案。例如前面的老李,如果不进行头部MRI、骨扫描,就看不到这些脏器的转移,将本来是Ⅳ期的患者误判为Ⅱ期患者,进行手术治疗不但起不到应有的疗效,反而可能导致患者病情更快地发展,甚至降低患者的生活质量,缩短患者的生存时间。

南阳市第二人民医院　肿瘤科　王启船

三、体检发现多发性肺结节怎么办？

科普小课堂

随着健康体检深入人心，越来越多的人发现多发的肺部结节。以下笔者将结合《肺结节诊治中国专家共识（2018版）》《肺结节中西医结合全程管理专家共识》《肺结节多学科微创诊疗中国专家共识》和《新型冠状病毒感染后肺结节治疗专家共识》，进行相应常识性内容的汇总和解析。

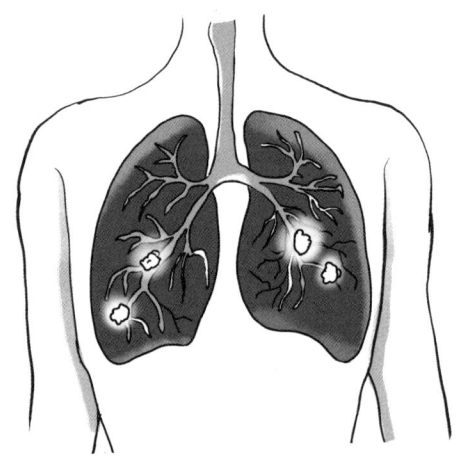

多发性肺结节其实是肺部疾病中的一个复杂问题，因为它可能与多种疾病和病理情况有关。建议年龄在 50～74 岁，具有吸烟史（吸烟量 20 包年）或已戒烟但戒烟年限低于 15 年，具有家族史及肺癌高危因素的人群进行肺癌筛查，筛查间隔时间为 2 年。影像学上将直径≤ 3 cm 的局灶性、类圆形、密度增高的实性或亚实性肺部阴影且数量≥ 2 个的结节定义为多发性肺结节。肺结节大致分为三类：纯磨玻璃结节、混合磨玻璃结节（同时具有磨玻璃成分和实性成分）和实性结节。这里讨论的为多发性肺结节，又可分为同时性多发性肺结节和异时性多发性肺结节。

（一）多发性肺结节的病因

多发性肺结节的病因复杂多样，以下是一些可能的原因。

（1）良性病变：一些常见的良性病变，包括肺结节瘢痕及肺肉芽肿等。

（2）感染性疾病：结核病、真菌感染、细菌感染（如肺脓肿）或寄生虫感染可能导致多发性结节。

（3）肺癌：尽管多数多发性结节是良性的，但有时它们可能是多灶性肺癌或转移性肿瘤的表现。

（4）免疫系统性疾病：风湿性疾病（如类风湿性关节炎、结节性多动脉炎）和肉芽肿性疾病（如结节病）也可引发多发性肺结节。

（二）诊断多发性肺结节

在体检发现多发性肺结节时，定期到医院随访复查至关重要，建议固定在一家医院进行体检，这样方便进行影像学对比。以下是一些重要的诊断方法。

（1）影像学检查：高分辨率CT扫描是首要项目，可以提供结节的大小、形态、边缘特征、实性成分占比和分布情况。常规推荐的是低剂量胸部CT平扫。

（2）病史和体格检查：详细的病史采集和全面的体格检查有助于确定患者的病因。罹患肺癌的危险因素包括吸烟、环境污染、职业暴露、家族性肿瘤疾病史、年龄大于45岁和既往慢性肺部疾病史。

（3）组织学检查：通过支气管镜检查、经皮穿刺活检或手术切除，获取结节组织标本以进行病理学分析。通常肺结节＞10 mm，需要积极诊断和治疗，尤其是直径≥15 mm的纯磨玻璃结节，≥8 mm的实性结节或实性成分≥5 mm的部分实性结节，建议活检。

（4）肿瘤标志物检测：某些肿瘤标志物，如CEA、NSE、CYFRA-211、胃泌素释放肽前体等可能有助于评估结节性质。

（5）PET/CT扫描：正电子发射断层扫描结合CT扫描可帮助评估结节的代谢活性，对肺癌诊断和分期尤为重要。虽然PET/CT对≥8 mm的实性结节或实性成分≥5 mm的部分实性结节具有诊断价值，但是对纯磨玻璃结节诊断价值不大。

(三) 治疗多发性肺结节

治疗多发性肺结节的策略需根据确定的病因和性质而定,以下是一些常见的治疗选项。

1. 观察和监测

对于良性结节,定期随访和影像学监测是合适的,以观察其生长和变化。最大径＜5 mm 肺结节的肺癌发生率＜1%,5～10 mm 恶性概率为 6%～28%,因此在多发性结节中,应重点关注＞5 mm 的肺结节。一般认为,直径＜6 mm 的肺结节应每年复查 1 次。国外有研究显示,肺癌的发生率与肺结节数目没有相关性,新增肺结节数目与肺癌的关系同样也不显著。但是在动态随访中,逐渐增大的结节发生肺癌的可能性更高,尤其是随访中实性成分增加 2 mm 或者新发结节平均直径≥4 mm 的定义为发生变化,需高度重视。

2. 感染性疾病治疗

抗生素、抗真菌药物或抗寄生虫药物可用于治疗感染性疾病引起的结节。新冠病毒感染后部分患者出现肺部感染,在胸部 CT 上的表现常见斑片状磨玻璃或致密实变影,也可表现为磨玻璃结节,多分布在胸膜下及支气管血管束走行区,且常为多发性结节。这种情况目前在门诊经常见到,根据专科医师的建议定期随访即可。

3. 免疫抑制治疗

对于免疫系统性疾病引发的结节,免疫抑制药物可能是必要的,可以减轻症状、控制疾病活动。此类疾病多需要风湿病专家进行诊治。

4. 外科手术

对于恶性或可疑恶性结节,手术切除通常是首选治疗,尤其在早期阶段。目前肺叶切除和系统性淋巴结采样或清扫仍然是早期非小细胞肺癌的标准术式,最新的研究也表明,根据结节大小、位置及实性成分占比等因素,可选择范围更小的、创伤更小的手术方式,如楔形切除或肺段切除加肺内淋巴结清扫等。

5. 中医方法

中国医学博大精深，根据《肺结节中西医结合全程管理专家共识》的建议，"微观辨证"是辨治肺结节的重要方法，是肺结节辨病治疗的关键。

多发性肺结节的诊断和治疗需要专科医院重复评估和判断，一方面要避免过度诊断和治疗，另一方面要密切关注高危结节，合理进行科学的影像学随访。简而言之，< 5 mm 的肺结节恶性概率极低，小于1%，5～10 mm 的肺结节需根据是否为磨玻璃、是否存在实性成分，以及其形态，并由医生判断是否密切随访，> 10 mm 的肺结节建议进行多学科会诊。希望大家科学合理地看待多发性肺结节，重视防癌体检。

河南省肿瘤医院　肿瘤内科　李鹏

四、超声对肺癌的诊疗有什么帮助？

患者在入院诊疗过程中常会查彩超，这个检查有什么意义呢？首先，超声是一种无创的检查方法，对患者没有任何辐射伤害。其次，超声检查方便、重复性强，可以实时观察，能为临床诊断及治疗提供准确的信息和依据。

科普小课堂

（一）为什么胸腔积液患者要做超声检查？

在肺癌的诊疗中，胸腔积液发生时，不论是诊断还是治疗，都会涉及超声检查方法的应用。胸腔超声可准确评估有无胸腔积液、积液透声情况和胸膜是否增厚,估计胸腔积液的深度和积液量,以及穿刺点定位。

1. 位置区分

正常时,脏壁两层胸膜合二为一,呈光滑的回声带,其间微量液体不易被测出;当胸腔积液时,胸膜的壁层与脏层分开,两层间出现无回声区,这是胸腔积液声像图最基本、最重要的征象。

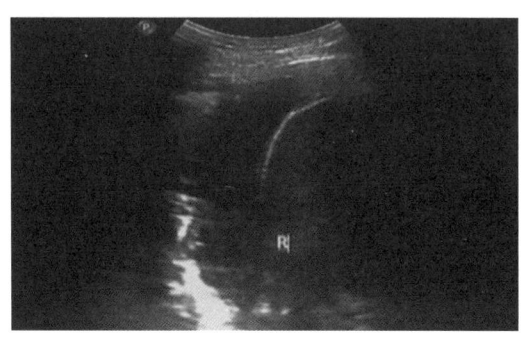

2. 深度和积液量

超声检查可以估计胸腔和腹腔积液的深度和积液量。少量积液因重力作用位于胸腔底部,于肺底与膈肌之间呈现长条带状无回声区;中等量积液(液性区上界不超过第6后肋水平),胸水超出肋膈窦向上扩展,压迫肺下叶,液性区范围增大,深度加宽;大量积液(液性区上界超过第6后肋水平),肺被压部分或全部向肺门纵隔方向萎缩,体积变小,膈肌下移,膈回声光带变平。

3. 超声引导下胸腔积液穿刺术

胸腔内积聚过多液体时,穿刺可以帮助减轻胸腔内的压力,减少呼吸困难和其他症状。超声检查可以明确积液的位置和范围,选择最佳穿刺点,并通过穿刺时的超声引导确保穿刺针的准确位置,最大限度地避免损伤周围器官和血管。

(二)肺癌发生淋巴结转移意味着什么?

在报告中看到"考虑淋巴结转移"的超声提示,很多患者担心是不是意味着自己的病情已经进展到了晚期？其实并不是。淋巴结转移不等于转移性肺癌，有些早期肺癌也有淋巴结转移。

肺癌常见转移方式之一为锁骨上淋巴结转移，通过观察锁骨上淋巴结是否发生转移，可对患者肺癌的分期、治疗和预后作初步判断。由于锁骨上淋巴结的位置处于皮肤表层，超声检查可以全面观察淋巴结大小、形态、边界、回声及囊变坏死情况等，并利用彩色多普勒血流显像对淋巴结内部及周围血流分布情况进行观察。

肺癌锁骨上淋巴结转移应用超声诊断特点包括：①淋巴结肿大；②淋巴结强回声被膜不完整，或不清晰，数个淋巴结可融合在一起；③淋巴结的内回声不均匀，皮髓质分界不清，淋巴结门部偏心；④彩色多普勒表现淋巴结内多血流，呈现不规则的血管分布。对于触诊、超声及 CT 检查判断为锁骨上淋巴结肿大者，可以行超声细针穿刺病理活检以确诊。超声检查肺癌锁骨上淋巴结转移操作简单、快速，灵敏度及准确度高，对肺癌锁骨上淋巴结转移具有较高的临床价值。

（三）静脉置管患者超声检查什么？

置管患者的导管所经区域可能有血栓形成，若在患者存在血栓时拔管，存在较高风险，因此在拔管前行超声检查对导管周边情况、血管情况进行判断，分析是否存在血栓形成。同时，彩超可对上肢有无血栓、血栓大小、血栓部位、是否存在血管管腔狭窄等进行检测，因此对于置管患者，可首选超声检查。

随访和复查：治疗结束后，超声可以用于随访和复查，监测病情变化、评估治疗效果，有助于发现有无转移的情况，为患者提供及时的干预和治疗。总之，随着技术的不断发展，超声将在肺癌诊疗中发挥越来越重要的作用，提高诊断准确性和治疗效果，为患者提供更好的医疗服务。

郑州大学第一附属医院　超声科　张贝贝

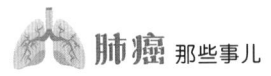

五、肺穿刺活检

68岁的张大爷年轻时是货车司机,长期吸烟。3个月前因咳嗽、咳痰住院,胸部CT提示肺气肿、右肺占位(4.3cm)。

张大爷:"医生,我这个病下一步该怎么办呢?"

医生:"您胸部CT有点'小问题',下一步需要做穿刺,取一块组织化验一下,看看到底是什么病导致的咳嗽。"

张大爷:"怎么化验呀?疼不疼?"

医生:"放心吧,不会疼的。穿刺前会打麻药,您只需要躺在'床'上不动就行了。"

张大爷:"这个穿刺时间长不长啊?"

医生:"时间不会太长。这个部位好穿刺,而且我们是在CT引导下穿刺。放心吧。"

完善术前检查,签署穿刺同意书后,张大爷进行了CT引导下经皮肺穿刺活检,病理提示肺腺癌,基因检测提示21外显子L858R突变,出院后规律口服靶向药物。

科普小课堂

(一)为什么要做肺穿刺活检?

对于肺部的病变,并不是所有情况都需要做活检。考虑为肺部普通细菌感染、肺结核、病毒性肺炎等疾病,一般可以通过检查痰液、支气管镜灌洗等方法获得病原体,从而达到诊断的目的。

考虑为恶性肿瘤,或者炎症与肿瘤不能区分,支气管镜又不能到达病变位置的情况，需要考虑做肺穿刺活检。另外，在肿瘤治疗过程中，如果肺上的病变有变化，需要进一步判断病变的具体情况，也会用到肺穿刺活检。除了恶性肿瘤，有一些炎症无法明确诊断，或者需要获得导致炎症的病原体来做培养，肺穿刺活检也是非常好的手段。

（二）哪些人可以做，哪些人不能做？

穿刺活检是有创伤的操作，是在CT等影像工具的引导下，从皮肤进针到达病变位置，从而获取标本。这虽然是个小手术，但需要患者保持一定的体位，并且能够根据需要配合呼吸等，因此需要患者有基本的配合能力。对于心脑血管疾病急症患者，由于可能有因为穿刺的刺激和心理压力导致心脑血管疾病加重的风险，所以这类患者一般需要等这些基础疾病稳定以后，再考虑穿刺活检。

穿刺是通过穿刺针到达病变位置，这个过程不可避免地会引起组织损伤，因此出血是要关注的重点。对于长期规律口服抗凝药物、抗血小板药物的患者，需要停药5～7 d，待凝血功能恢复到可以接受手术的时候，才能进行操作；对于凝血功能本身存在不能纠正的障碍，或者血小板持续降低明显的患者，由于无法保证安全，不建议做肺穿刺活检。

除了出血，另一个需要关注的问题是穿刺路径。穿刺针是直的，没办法绕过一些结构，比如大血管、大气管、骨骼等，有些肿瘤"躲"在够不着的地方，有些肿瘤长在血管丛中，穿刺时无法顺利到达目的地，这种情况下可能就要想其他的办法了。

（三）应该做哪些准备？

1. 心理准备

同意做穿刺治疗后，可以给自己做好心理建设。医生和患者都想安全地完成这个操作，因此放松心态非常重要。医生与患者充分理解与信任，在操作过程中密切配合，才能顺利完成操作，达到预期目标。

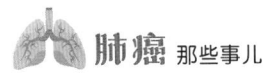

2. 饮食和服装准备

操作前不宜饮食过饱,因为操作时可能会采取趴着的姿势,或者在操作中可能会因为紧张而恶心,所以术前最好进少量半流食,避免麻烦;穿宽松的衣服,方便在操作前充分露出医生需要的部位,也方便穿刺以后快速穿好衣服,及时返回病房。

3. 体位及呼吸练习

有些情况需要患者趴着或者侧卧,患者可以提前练习,让自己适应相应的体位,更好地配合操作。另外,在穿刺过程中,穿刺针是留在肺内的,过快呼吸或者大口呼吸都有可能导致不必要的伤害;咳嗽是导致穿刺伤害的重要原因,对于自己无法控制的咳嗽,一定要提前告知医生,可以口服药物控制咳嗽;穿刺过程中不能忍受的咳嗽,一定要提前告知医生拔出穿刺针,避免发生严重的后果。

(四)会有哪些风险?

1. 出血是最常见的风险

一般沿进针路线的出血都是非常有限的,拔出穿刺针后常规按压,大部分情况都不会出现很严重的出血。另一种常见的出血,是穿刺针刺破肺内的血管,血液沿着气管咳出来。大部分情况下,穿刺导致的小血管破裂出血,出血量都很小,由于肺内的压力,出血很快就会自然停止;对于出血比较多的情况,介入手术、栓塞等方法也能很快达到止血的目的。

2. 气胸是不需要过度担心的风险

穿刺时有可能导致肺内气体或者空气进入胸腔,导致气胸。虽然大量气胸可能导致急性呼吸困难,但是在操作中发生的气胸,大部分马上进行有效引流后,一般不会导致严重后果。

3. 沿针道传播或远处播散是最不需要担心的风险

研究表明,穿刺活检导致的病变沿着针道播散的风险为 0.012%~0.061%,小到几乎可以忽略不计。但是为什么还是会看到有沿着针道生长的肿瘤呢?

那大概是因为反复穿刺导致的。因此,需要更多地采取固定针道,避免反复穿刺,以减少播散风险。至于往其他地方的播散,大部分情况是穿刺前没有查到其他地方有,穿刺只是个"背锅侠"而已。

总而言之,肺穿刺活检是肺部病变诊断与治疗的重要手段,对于有些情况是其他方式无法取代的。这种操作整体安全性很高,不必过度担心,只要做好充分评估,正确配合操作医生,大部分情况下都是安全的。对于风险要正确看待,充分权衡利弊,不要被风言风语吓倒,以免影响疾病的正常诊疗,延误病情。

新乡医学院第一附属医院　王瑾
新乡市第二人民医院　肿瘤血液科　郭田田

六、CT引导下肺穿刺活检术

(一)为何出现CT引导下肺穿刺活检术?

近年来,肺部肿瘤发生率逐年上升,病因及发病机制复杂,影像学表现上病变往往呈现多样性而缺乏特异性。有些病例仅通过影像学表现,只能了解病变的基本特征,很难明确其性质,而不同病理类型的肺癌治疗策略及预后大相径庭。所以,临床上安全、准确地获得肺部病变病理学结果,对于疾病的诊断和治疗可以起到关键作用。CT引导下肺穿刺活检于1976年首次应用于临床,随后经皮肺穿刺活检技术凭借操作简单、安全及病理诊断率高等优势,已经成为临床诊断肺部疾病十分关键的检查方法。

(二)何为CT引导下肺穿刺活检术?

经皮肺穿刺活检属于非血管介入技术,是通过CT扫描确定肺部病变的具体位置，经过皮肤将穿刺针穿进肺部病灶，然后获取病变组织进行病理学、组织细胞学检查，达到诊断及鉴别诊断的目的。它是一种微创诊断方式，用于外周肺结节的组织病理诊断，且诊断阳性率在 90% 以上，具有定位精准、检出率高、并发症少等优点。

（三）何时需要 CT 引导下肺穿刺活检术？

很多情况下都需要进行 CT 引导下肺活检。例如：

（1）肺外周新发现或逐渐增大的肺部孤立性结节，肿块诊断不明，并怀疑是肺癌，需取肺组织进行病理检查鉴别良、恶性，经皮肺穿刺是首选的取材方法。

（2）肺周围区肿物、胸膜或胸壁肿块，支气管镜检不能取材。

（3）恶性肿瘤行放化疗或手术前需明确病理类型。

（4）晚期肺部恶性肿瘤需动态病理检查调整治疗方案。

（5）肿瘤靶向药物进展后需明确肿瘤性质及基因突变类型。

（6）肺部感染：肺部感染治疗效果不佳，病灶难以吸收，可行经皮肺穿刺活检术，明确病原学。

（四）CT 引导下肺穿刺活检术有哪些优势？

经皮肺活检对肺内病灶的诊断、病理诊断准确率较高，同时对肿瘤性病变诊断具有较高的灵敏度及特异度。而且，经皮肺活检对于不同类型病灶的病理诊断率不同，其中，团块状病灶病理诊断率高于磨玻璃样病灶，肺结节病灶、完全肺实变病灶及磨玻璃病灶也均具有较高病理诊断率。另外，经皮肺活检并发症发生率低、安全性高，为临床中难以诊断及治疗的肺部病变提供了可靠有效、安全便捷的诊断方法。

（五）CT 引导下肺穿刺活检术的注意事项

作为一种有创性操作，患者在穿刺前后也需要充分配合，以最大限度地减少肺穿刺并发症的发生。患者进行穿刺前，需配合完善心电图、血常规、凝血、传染病等多项检查，了解穿刺风险；穿刺过程中要调整心态、配合医生的指导；穿刺后需要卧床休息，必要时吸氧，至少 1 d 内避免剧烈运动或剧烈咳嗽,3 d 内避免锻炼身体和负重。如出现咯血情况,应绝对卧床休息;若出现大量咯血、呼吸急促、面色苍白、发热、发冷等不适症状,应及时告知医生。

综上所述,CT 引导下经皮肺穿刺活检,是一种诊断准确率高、安全性高、风险低,具有较高临床价值的检查项目,有利于提高患者对 CT 引导下肺穿刺的认知和接受能力,更有利于患者病情的诊断和治疗。

安阳市肿瘤医院　肿瘤内科　浩利丹

七、关于肺癌诊断

李阿姨体检的时候做胸部 CT 发现右肺上叶有个 2 cm 左右的结节,她非常担心患的是肺癌,于是四处求医问药。听说有个中医治疗肺结节非常有名,便慕名去看病,那位"医生"看过 CT 后告诉她那是肺结节,根本不是肺癌,吃他的药两个月保准能好!于是李阿姨就花了很多钱,买了一大堆"中药"回去吃,结果把身体吃垮了,只好去住院。

在医院里,医生问她为什么吃这些"中药",她说自己是"肺结节",而且非常肯定地强调自己"不是肺癌"!接诊的医生笑着说:"肺结节是肺上长了个结节的统称,至于是什么,不是单纯靠看一个胸部 CT 平扫就能诊断的!您可不能因为讳疾忌医,就只相信别人说的好听的,要规范诊断,才能知道是什么。"

张先生是一位公司白领,本科毕业的他对自己的知识水平非常自信。有一段时间他经常咳嗽,于是去医院做了胸部 CT,报告提示"右肺恶性肿瘤并淋巴结转移"。对于这个结果他不能接受,于是前往三甲医院就诊。

接诊的医生问了情况,看了他之前的检查,在门诊病历上诊断是"右肺占位并淋巴结转移可能肿瘤"。他看到以后非常生气,质问医生:"你凭什

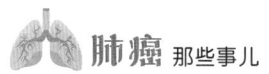

么说我有肿瘤？"接诊医生说："我现在不能明确是不是肿瘤，还需要做进一步检查，比如增强CT、MRI等，可能还要做气管镜或者穿刺活检。"他说："有没有什么办法不受罪，一步到位就能判断是不是肿瘤？"医生告诉他，目前的手段还没有那么先进，诊断肿瘤一般都需要影像检查、病理检查等，没有一步到位的捷径。

科普 小课堂

如何才能明确患者到底是不是肿瘤呢？靠症状，还是靠CT、磁共振，或者别的手段？今天就来梳理一下肿瘤的诊断方法。

（一）症状

恶性肿瘤是一个模糊的统称，全身各个系统都有可能出现恶性肿瘤，而疾病出现在不同的系统、不同的位置，会带来不同的症状，因此单靠症状来判断是不合适的。但是症状会提示可能存在问题的位置，以此提醒身体可能出现了需要关注的问题。比如，一部分肺癌患者会出现间断的咳嗽、咳痰，甚至咯血，有的还会有胸痛的症状。当这些症状持续存在的时候一定要重视，尽快去正规医院做相关检查。

是不是没有症状就没有问题呢？当然不是！统计表明，我国恶性肿瘤患者在诊断时，有3/4的都是晚期，大部分人并不是因为不舒服才去就诊的，而是在体检中发现问题，或者因为别的疾病去做相关检查，无意间发现问题，因此没有症状并不意味着没有问题。国家《"健康中国2030"规划纲要》提出，要将居民定期体检作为重要工作，积极推广健康体检，对于肿瘤做到"早发现、早诊断、早治疗"，在保证个人健康的同时，也减轻国家和社会的负担，这是利国利民的重要举措。

总之，不能单独因为某个症状怀疑自己得了肿瘤而疑神疑鬼，也不能因为自己没有明显症状，就对存在的问题避而不谈，导致延误病情，错失治疗机会。

（二）影像学检查及检验

随着医疗技术的进步，现在看病早就过了简单的"望闻问切"的时代，有些人盲目吹捧所谓的"把脉、看舌苔"这种个人经验性极强的手段，其实是对客观证据在诊断中的重要性不了解。观察患者的症状、体征固然重要，但是最准确的手段还是客观的检查结果。

CT是临床非常常用的技术手段，它是根据身体各部分密度的不同，通过扫描并由计算机合成图像的方式，直观地展示人体各个部分的结构。通过CT检查，可以清晰地看到有问题部分的具体情况，对比正常结构和各种疾病的典型CT表现，就能从影像学上提示这个病变的性质，并为进一步诊断提供方向。

相较于CT，磁共振成像的优点是没有辐射，是根据身体内氢原子（H）的分布情况结合造影剂的显影，除了提示结构上的改变之外，对于代谢异常的病变也有很好的提示作用。

PET/CT作为肿瘤影像学诊断中的"大杀器"，近年来成为肿瘤诊治中的重要手段。它主要依靠造影剂分布的不同，对比体内高代谢的区域，比如肿瘤、炎症等与正常结构的差异，叠加到CT对身体结构的显像，来指出病变的位置及可能的性质。PET/CT因强大的灵敏度与特异度，对包括肿瘤在内的常见疾病都有很好的指示作用，但是因为造影剂本身具有辐射性，所以不建议作为常规体检的手段使用。

至于检验方面，肿瘤标志物一直是很多人的忌讳。其实肿瘤标志物本身是一大类检验指标的统称，它们产生的原因、代表的肿瘤类型、升高及下降的意义都各不相同，不能一概而论。有一些肿瘤标志物，比如AFP对于原发性肝细胞肝癌、PSA对于前列腺癌等具有很高的特异性，对于特定的肿瘤，以及评价这些肿瘤的治疗效果，都具有很高的参考价值。但是也有些肿瘤标志物没有特异性，有些炎症（如肺纤维化）也会导致肿瘤标志物升高，并且很多肿瘤目前还没有发现相应的标志物，因此不能把肿瘤标志物作为诊断肿瘤、评价肿瘤治疗效果的唯一指标，应当理性看待。

（三）肿瘤诊断金标准——病理学检查

许多人对于有创伤的检查有一种天然的抵触，觉得可以多花钱去做别的检查，不想因为检查而受罪。其实对于肿瘤的诊断来说，目前没有什么办法

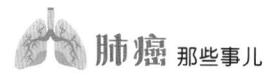

可以取代病理学检查。获取病理学标本的手段，一般包括气管镜、胃肠镜等通过自然腔道的办法，或者通过经皮穿刺活检的办法，另外就是手术切除的办法，具体的情况要因人而异、因病而异。

总之，对于一个人是不是得了肿瘤的诊断需十分慎重，不能仅仅依靠患者是否有症状就判断疾病的轻重缓急，要本着实事求是的原则，根据患者的实际情况，在相关检查检验的指导下，做出客观、全面、规范的科学诊断，只有这样，才能给疾病的治疗奠定坚实的基础。

新乡医学院第一附属医院　王瑾

八、为什么要花那么多钱做基因检测？

老王间断性咳嗽、咯血，检查CT发现肺上有多个肿块，穿刺活检后确诊为晚期肺癌。医生与患者商量需要做基因检测，但是价格有些高。

老王说："为什么要花那么多钱做基因检测？直接治疗就行，把检测的钱省下来给我用最贵的药。"

医生回答道："对于基因检测这个检查项目，您需要多一些了解，知道为什么要检测。我来给您好好讲一下。"

科普小课堂

癌细胞与正常细胞有很多不同，其中最重要的不同是癌细胞中有不少基因是变异的，利用基因检测把变异的基因找出来，可以了解肿瘤细胞的基因序列，从而更好地治疗疾病。为什么要进行肿瘤基因检测呢？下面是其中一些原因。

1. 帮助医生诊断

通过基因检测，医生可以了解肿瘤细胞的特征，从而更准确地诊断疾病。这有助于医生确定最佳的治疗方案。

2. 选择合适的治疗方法

基因检测可以帮助医生了解肿瘤细胞对某些药物的敏感性和耐受性，从而选择最适合患者的化疗药物、靶向治疗药物及免疫治疗药物。这有助于提高治疗效果，减少不必要的副作用。

3. 预测预后

基因检测可以预测肿瘤患者的预后，即可能的治疗结果。对于一些常见的癌症类型，如乳腺癌、肺癌等，基因检测可以评估患者的生存期和复发风险。这有助于医生制定更个性化的治疗计划，为患者提供更好的治疗效果。

4. 遗传易感性的研究

通过基因检测，可以了解某些患者的家族遗传易感性，即他们更容易患哪些疾病。这有助于医生为患者提供更准确的预防建议。

总之，肿瘤基因检测可以帮助医生更准确地诊断和治疗肿瘤，提高治疗效果，减少副作用，并为预防提供指导，患者应该积极配合。

新乡医学院第一附属医院　肿瘤科　张亚娜

九、肺癌与基因检测

"大夫，家人确诊肺癌，该怎么治就怎么治，为什么还要做基因检测啊？"

"大夫，检测结果出来了，您帮我看看结果，要用什么药啊？"

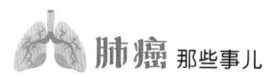

"大夫,检测结果出来了,没见有基因突变,怎么办啊?"

科普小课堂

肺癌的发病率及死亡率高居榜首,对人民的生命健康造成了巨大威胁。但近年来癌症的整个发病趋势和死亡趋势的分析显示,癌症的死亡率是下降的,其中40%来源于肺癌死亡率的下降。一方面得益于早期筛查的进步,另一方面得益于最近10年治疗方法的革命性改变:靶向治疗和免疫治疗极大地改变了肺癌的治疗方式。

目前,针对EGFR、ALK、ROS1等基因靶点的靶向治疗药物的疗效与安全性,在晚期非小细胞肺癌患者中均得到证实。在我国,约半数的肺腺癌患者的肿瘤中存在EGFR基因突变。相比传统治疗,针对EGFR、ALK、ROS1等基因突变的靶向药,在过去近20年里显著延长了晚期肺癌患者的生存时间。目前,国内外权威指南将针对EGFR、ALK、ROS1等基因突变的靶向药作为携带相应基因突变的晚期非小细胞肺癌患者一线治疗的优选推荐,同时国内多款靶向药物也被相继纳入医保。随着靶向治疗的广泛应用,大众对基因检测及靶向治疗有了一定了解,但也存在一定的误区,在此回答几个患者关心的问题。

(一)哪些患者需要做基因检测?

肺癌分为非小细胞肺癌和小细胞肺癌,约85%的肺癌为非小细胞肺癌。非小细胞肺癌又分为腺癌、鳞癌等,不同类型、不同分期的肺癌,治疗方案也不尽相同。

靶向基因突变主要存在于非小细胞肺癌中,国内外肺癌诊疗指南中推荐非小细胞肺癌需要检测EGFR、ALK、ROS1、MET、ERBB2、RET、KRAS、BRAF、NTRK等基因突变状态,以指导肺癌患者靶向治疗。

(二)只要是基因突变就可以用靶向药吗?

这个问题的答案并非如此简单。以最常见的EGFR基因突变为例,EGFR基因突变是选择EGFR靶向治疗的重要依据,但也需要根据具体情况具体分析。

一方面，需要结合患者的临床分期等信息。现阶段，EGFR 靶向治疗主要应用于晚期不可切除的非小细胞肺癌患者，其疗效与安全性均得到证实。近年来，EGFR 靶向治疗应用于早期肺癌术后辅助治疗，在降低复发率等方面也显现出独特的优势。

另一方面，EGFR 突变类型众多，与靶向药物相关的突变集中在 EGFR 基因 18、19、20、21 号外显子内。不同突变位点及不同突变状态，对药物的敏感性不同。例如，EGFR 基因 20 外显子 T790M 突变是一代、二代 EGFR 靶向药物常见的耐药突变，但对第三代 EGFR 靶向药物敏感。

靶向治疗药物的选择是个系统性工程，需要结合患者年龄、肿瘤病理类型、肿瘤分期、治疗史，以及 EGFR 基因突变的具体位点等多个方面，综合分析，针对性选择。

（三）基因检测做一次就够了吗？

靶向药疗效好最重要的是有精确的靶点，这就需要基因检测来找准靶点，但基因检测并不是做一次就可以了。靶向治疗中，肿瘤会随之发生变化，出现一些继发突变，使患者产生耐药。

对于 EGFR 敏感突变的患者，在整个治疗过程中需要多次监测耐药突变。比如用了一代药物后，下一步又出现了哪些突变，基因检测的结果会帮助医生评判后续是否能用三代靶向药，需不需要更换治疗方式等。

（四）确诊非小细胞肺癌后，基因检测没有发现靶向基因突变怎么办？

很多患者在了解了靶向治疗的优势后，寄希望于能找到对应的靶点，寻求靶向治疗。如果没有发现相应的靶向基因（驱动基因）突变，往往会认为是"不好"的结果。

随着免疫治疗的突破性进展，发现驱动基因阴性的患者往往能从免疫治疗中获益。尤其是肿瘤 PD-L1 表达较高的患者，能从免疫检查点抑制剂治疗中获益。近年来，无论是化疗药物的迭代更新、精准放射治疗技术的临床应用，还是微创手术、介入治疗等新的外科技术，在肺癌诊疗领域都取得了令人欣喜的进展。基因检测的目的从最初的单纯找寻靶点，逐步变为在肺癌诊疗中为病患选择不同诊疗路径的重要参考依据，精准诊断助力精准治疗。

河南省肿瘤医院　分子病理科　赵九洲

十、气管镜检查在肺癌中的应用

气管镜检查在肺癌的诊断、分期、治疗中有非常重要的作用，目前临床使用的气管镜为电子支气管镜。电子支气管镜检查是用一个末端带有类似微型摄像机的可弯曲的管子，通过鼻腔或口腔进入气管、支气管中查看病变的情况，并把图像显示在电视屏幕上，依据观察到的情况，采用肺泡灌洗、细胞刷片、针吸活检、植入支架、粒子植入等技术对疾病进行诊断及治疗。

目前，临床上使用的气管镜检查有三大类：电子支气管镜检查、超声支气管镜检查、电磁导航支气管镜（ENB）检查。

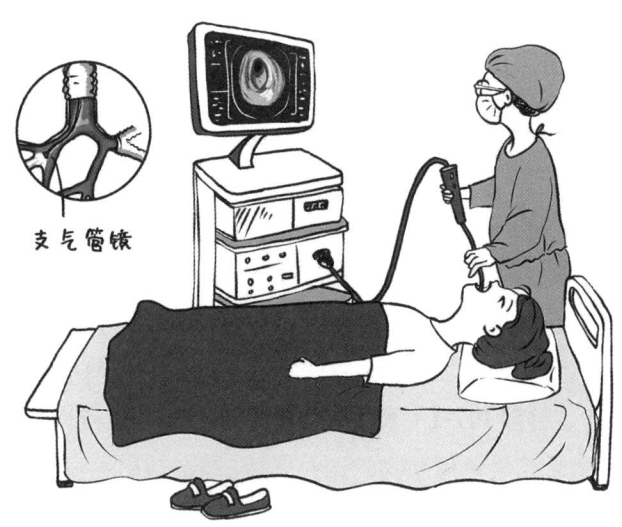

（一）电子支气管镜检查

在以往的检查中，由于技术水平的限制，大部分采用常规电子支气管镜检查，可以在患者清醒的状态下局麻进行，也可以选择在全麻下进行。它可以观察气管、部分支气管的情况。

（1）对肺部感染灶进行分泌物的抽吸及病原学检查，判断感染情况，对痰液标本进行微生物培养，为后期抗菌药物的应用提供依据。

（2）对肺部肿瘤病灶进行针吸活检，获取肺部肿瘤的病理组织标本，进行分子病理学检测，准确地做出病理分型诊断，如腺癌、鳞癌、小细胞神经内分泌癌等，指导下一步的治疗。

（3）部分肺癌患者常合并气道狭窄，肿物堵塞气道，导致痰液引流不畅，引发呼吸衰竭、阻塞性肺炎甚至窒息，临床上采用气管支架植入、微波、高频电刀等气道微创介入治疗方法进行治疗，可对气道内病灶进行处理，亦可经支气管镜放射性粒子植入术对肺癌进行治疗。

由于电子支气管镜直径较大，无法到达五六级以远的支气管，所以无法对周围型的肺肿瘤进行活检，亦无法对纵隔淋巴结进行活检。

（二）超声支气管镜检查

可在电子支气管镜检查的基础上，对纵隔淋巴结进行检查及活检。纵隔淋巴结活检对肺癌的诊断及分期至关重要，可决定下一步治疗方案的选择，在部分患者中可能是唯一的病理诊断和分期依据。既往纵隔病变主要依靠纵隔镜或胸腔镜进行活检，但创伤大、成本高，有基础心肺疾病的患者更不适于手术活检。

（三）电磁导航支气管镜

电磁导航支气管镜即ENB，是将高清支气管镜与电磁导航系统相结合，通过将胸部CT图像导入虚拟支气管镜导航系统，建成虚拟支气管树，在软件中设定病灶目标，并由软件生成导航路径，确定病灶目标支气管，支气管镜根据导航路径引导至肺外周病变进行定位、活检或治疗，突破了传统支气管镜仅能进入段支气管的技术瓶颈，提供了新的微创诊治方法。其适用范围包括：①肺部周边可疑病灶（如肺感染性疾病、肺部肿瘤、肺间质性疾病等）

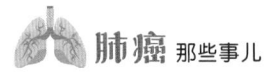

的诊断;②肺部周边病灶的治疗,如 ENB 引导射频消融(RFA)及 ENB 引导微波消融(MWA)等;③微创胸外科手术及肺癌放射治疗的准确定位。

气管镜检查前的注意事项:完善镜前检查,包括血常规、凝血功能、乙肝、丙肝、梅毒、艾滋病的检查;心电图;部分患者需要完善肺功能、动脉血气分析的检查。术前 6~8 h 禁食。

需要麻醉的患者,检查前要由麻醉师进行评估。

气管镜检查后的注意事项:局部麻醉患者检查后注意休息、吸氧,4 h 内禁水,6 h 内禁食;全身麻醉患者去枕平卧,吸氧、心电监护,头偏向一侧,防止误吸,4 h 内禁水,6 h 内禁食;严格遵医嘱。

安阳市肿瘤医院　肿瘤内科　纪媛媛

十一、探寻 CT 辐射的秘密

一个工作日的上午,我刚坐到门诊准备开始工作,突然,一位焦虑不安的患者匆匆冲进了我的诊室。他满脸忧虑,急切地说:"医生,我刚体检完,CT 结果显示肺部有个小结节,我感觉身体不适,是 CT 辐射导致的吗?"

我请他坐下,看了一下报告,然后耐心地告诉他:"张先生,我完全理解您的担忧。首先,让我向您解释一下 CT 和辐射的关系。CT 全称是电子计算机 X 射线断层扫描,就像是身体的'照相机',它可以帮助医生查看您的内部情况,就像我们翻开一本书的每一页。这有点像超级 X 光片,但更详细。"

张先生眼神渐渐安定下来,但仍有些担忧。我继续解释:"辐射是一种自然现象,就像阳光和空气一样无处不在。地球、太阳和宇宙中都有辐射,我们每天都在接触一些微小的辐射。"

张先生松了一口气,但还是困惑地问:"那 CT 的辐射量会很高吗?"

我回答道:"随着CT设备的提升,CT辐射剂量比以前少多了!医院常规体检做的低剂量胸部CT,一般会产生1~2 mSv的辐射,是以前的1/5。根据研究,中国大陆地区成年人每年平均受到的自然辐射剂量是2~3 mSv,做一次胸部CT检查的辐射剂量还不到全年的平均辐射剂量。CT扫描通常不会对您的健康造成明显的影响,尤其是当医生和技术员都采取了合适的安全措施时。您不必太过焦虑。"

科普小课堂

CT在现代医学中扮演着非常重要的角色,极大地推动了医学的进步,特别是在肿瘤的防治方面,更是做出了突出的贡献。它可以帮助医生看清身体里的问题,就像使用了特殊的眼镜一样。不过,有些人担心CT辐射对身体有害。下面来深入了解一下CT辐射,看看真相如何,了解其中的风险,掌握如何在接受CT扫描时保证自身安全。

(一)CT是怎么工作的?

想象一下,CT扫描就像是一个医学特工,当患者躺在扫描床上,它会发射一束特殊的光穿过患者的身体,像翻书一样,一层层地把患者体内的图像拍出来,可以显示更多的细节。

(二)CT辐射是什么?

CT辐射是一种特殊的光,也可以称为X射线。这种X射线是非常高能量的光,可以穿透皮肤和骨头,然后被接收并转化为图像。有时候也会使用一种叫作对比剂的东西,它就像是X射线的"搭档",用来更清晰地显示血管和器官。

(三)CT辐射的"分量"

辐射剂量不像食物称重,可以直观地观察到,但是可以用一种叫作毫西弗(mSv)的单位来量化CT辐射。不同类型的CT检查会有不同的辐射量,这些量是根据检查的目的和扫描的身体部位确定的。以成年人每个月接收到

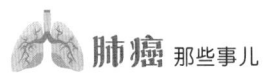

的辐射剂量为标准，接受头部 CT 扫描相当于 2 个月的自然辐射，接受胸部 CT 扫描相当于 6～10 个月的自然辐射。但请记住，这只是个大概的估算，实际的辐射量可能会因设备和参数的不同而有所变化。

（四）辐射有害

CT 辐射，或称 X 射线辐射的潜在风险是一个备受关注的话题，在此澄清一些事实，以便更好地理解这些风险。

需要明确的是，只有高剂量的辐射才会对健康构成潜在风险。事实上，大多数人在生活中会自然地接触到一些辐射，如来自太阳和土壤的辐射。这些辐射量相对较小，通常不会对健康产生明显影响。

实际上，科学家已经研究了辐射对人体的影响，并确定了一个叫作"阈值"的概念。阈值是指只有当辐射剂量达到一定水平时，才会对人体造成明显的危害。具体来说，在一般情况下，要对人体造成癌症等严重影响，一次性接受的辐射量通常需要 50mSv 以上。大多数医学 CT 检查使用的辐射剂量都明显低于这一阈值，因此，通常情况下接受 CT 检查的个体不必过分担心与辐射相关的风险。

此外，医学专业人员会采取各种措施确保使用最低剂量来获取所需的图像质量，以降低任何潜在风险。在一般的医学实践中，CT 检查通常是安全的，而其潜在好处远远大于潜在的风险。然而，在一些特殊情况下，如需要频繁接受高剂量的 CT 检查，可能需要更多的关注和谨慎，以确保每个个体都能够安全地进行医学影像检查。

（五）结论

CT 在医学中发挥着重要作用，通常情况下，它的好处远大于潜在风险。了解这些风险和安全措施，可以在接受 CT 扫描时保持安全。可以与医生一起讨论，了解 CT 检查的细节，以便做出明智的决策，确保健康得到最大限度的保障。

河南省肿瘤医院　医学影像科　王立峰

十二、影像学检查的必要性

半个月以前,张大爷肺部发现了一个小肿块,他在医院接受了一系列门诊和住院检查,包括CT和MR等影像检查,以帮助医生了解肿块的性质和严重程度。

每当张大爷询问医生手术时间时,医生都耐心地告诉他:"还需要进一步检查。"这个等待过程使张大爷感到非常沮丧和生气,他认为医生可能只是为了多开检查,以获取更多费用。

张大爷最终找到医生,表达了自己的不满。他对医生说:"我已经做了好几次检查,做了CT又做MR,做了平扫又做增强,每次都告诉我需要再等等、再查查,我不明白为什么这么多检查还不足以确定问题。"

医生耐心地向张大爷解释:"张先生,我完全理解您的担忧。不同类型的检查有不同的目的。CT和MR都提供了不同的信息,帮助我们更全面地了解您肺部的情况。有时候,我们需要多种检查来确认一个诊断,确保我们的决策是准确的。"

"治疗肿瘤,就像打仗一样,知己知彼才能百战百胜。现在我们做的检查,就是为了摸清肿瘤的'底细',知道肿瘤'大本营'在哪里,是哪里来的'敌人',有没有'先头部队','粮草'在哪里。我们摸得越清楚,对肿瘤了解得越详细,才能更有把握地战胜肿瘤。"

张大爷听完点了点头说:"现在真是越来越先进了,治个病赶上打仗了。"

医生笑着说:"是啊,大爷,过程很难,但是我们一定会胜利的!"

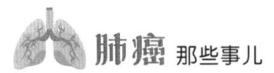

科普小课堂

（一）为什么反复检查?

1. 不同影像检查的目的不同

在医学世界中，有一支无声无息的队伍，它们的任务是深入人体，帮助医生寻找异常，确保身体健康。这支队伍包括CT、MRI和超声，它们分别是独立的队伍，各自有独特的任务和方法。

2. CT——穿越奥秘的摄影师

计算机断层扫描（CT）就像一位精密的摄影师，使用X射线创建身体内部的精细图像。患者躺在扫描床上，CT机围绕身体旋转，同时发射X射线，以各种角度拍摄图像。计算机将这些图像合成为横截面图像，揭示其内部结构。它的主要特点就是快，短短几分钟就可以完成全身各器官的扫描成像。但是和MR相比，软组织对比度略低，有一定缺陷，现在主要用于骨骼、肺部、血管成像检查，以便找到潜在的问题。

3. MRI——神奇的奇幻之旅

磁共振成像（MRI）则是一场奇幻之旅的"导演"。在MRI检查中，患者躺在巨大的圆环内，就像是准备进行一次神秘的探险。MRI使用磁场和无害的无线电波，而不是X射线，来创建身体内部的图像。这使得MRI适合观察软组织，如大脑、肌肉和器官。它的超高对比度，使它成为发现疾病和异常的"明星导演"。

4. 超声检查——医学界的音乐家

超声检查如同医学领域的音乐家，通过声波来传递信息。这是一项不依赖辐射的检查方法，适合孕妇和婴儿，因为它不会对身体产生任何有害影响。在这个检查中，医生使用一个小巧的探头，将声波发送到患者身体内，当声波与不同的组织相互作用时，就会产生回声，就像乐器发出声音一样。医生通过捕捉和分析这些回声，可以获得身体内部结构的详细图像。超声检查成为观察胎儿、心脏和腹部器官的理想工具。超声检查也可用于引导穿刺和治疗过程。

这三类检查各自有其独特的能力，都为医生提供了重要的信息，协助确保身体处于最佳状态。所以，当医生建议进行CT、MRI或超声检查时，不要害怕，因为这些影像将协助患者恢复健康。

（二）肿瘤治疗的精确性

了解肿瘤的性质和扩散程度对于制定合适的治疗计划至关重要，医生需要知道肿瘤的类型、大小、位置、是否有转移及其他重要信息。例如，肿瘤分期是一个关键步骤，它有助于医生确定肿瘤的发展程度，从而选择最佳的治疗方案。不同的肿瘤类型和分期需要不同的检查来获得必要的信息，可能包括CT、MRI、PET-CT、病理组织检查等。通过这些检查，医生能够更准确地了解肿瘤，制定个性化的治疗方案，提高治疗的成功率。

在医疗实践中，医生的目标是为患者提供最佳的治疗，确保治疗的精确性和有效性。尽管这一系列检查可能会让患者感到困惑和焦虑，但这些检查是确保肿瘤治疗精确性和有效性的关键工具。通过了解这些信息，患者可以更好地理解医生的决策，以及为什么有时需要进行多个不同类型的检查。在与医生合作的过程中，患者应积极参与，并根据医生的建议和需要进行适当的检查，以确保治疗成功。

河南省肿瘤医院　医学影像科　王立峰

十三、肺穿刺术后护理

患者做完肺穿刺回来后，家属焦虑、紧张的神情，护士都看在眼里。那么肺穿术后返回病房的患者，需要注意哪些呢？对此，护士要与您好好聊聊。

科普小课堂

（一）肺穿刺后应该注意什么呢？

（1）穿刺完成，患者返回病房后，24 h 内以卧床休息为主，心电监护及吸氧 6 h，勿剧烈咳嗽及运动，外出检查时可乘坐电梯或轮椅。

（2）穿刺后需禁食 2 h，2 h 后可进食温凉、清淡、高热量、高蛋白、低脂肪、易消化饮食。

（3）观察穿刺部位有无出血，遵医嘱应用止血药物，观察有无胸痛、咯血及发热情况。

（4）若出现呼吸急促、呼吸困难、胸痛、咯血、出汗、心悸、穿刺处肿胀等情况，请及时告知医务人员。

（5）注意观察穿刺处局部敷料有无渗血渗液，保持局部清洁干燥，穿刺处 3 d 内避免沾水，24 h 后可自主摘除敷料。

（二）肺穿刺后应观察哪些症状？

1. 气胸

气胸是最常见的并发症，多发生于术后 24 h 内。术后 24 h 内患者需密切关注自己的呼吸频率和深浅度的变化，如有胸闷、胸痛等及时报告医生和护士，接受吸氧治疗，对症处理。

2. 咯血

术后出现咯血，一般为痰中带血或少量咯血，无须紧张，认真观察痰中带血或咯血的量、次数及性质。一般少量痰中有血或血丝时无须特殊用药，医生会给予少量镇静剂、止咳剂及止血药治疗。大咯血一般与凝血机制差、病变部位血管丰富、较大的血管与支气管相通有关，术后应严密观察有无大量咯鲜血，勿屏气，避免窒息。一般一次性咯血 200 mL 左右应立即通知医生，医务人员会给予对症处理。

3. 疼痛

疼痛也是常见的并发症。因术中的局部创伤所致的胸部胀痛、钝痛，深呼吸时加重，咳嗽时可用手按压穿刺局部以减轻疼痛。若疼痛不能耐受，应正确评估疼痛性质及强度，根据患者对疼痛的感知程度进行解释和安慰，避免过度紧张，分散其注意力。如出现气胸、血胸、皮下气肿等并发症，遵医嘱给予对症处理，如疼痛不能耐受时给予镇痛药物治疗。

4. 胸膜反应

胸膜反应是指在胸膜腔穿刺的过程中，患者出现咳嗽、头晕、胸闷、面色苍白、大汗甚至晕厥等一系列表现，可能与迷走神经反射有关。导致胸膜反应发生的因素包括患者体形偏瘦、情绪紧张、基础血糖偏低、多次经胸膜穿刺等。大多数患者症状轻微，可自行缓解，无须处理；严重者出现大汗、血压进行性下降，甚至休克、晕厥，应立即给予肾上腺素或葡萄糖溶液对症处理，同时予以氧气吸入并注意保暖，监测生命体征，注意预防休克，并做好急救准备。

5. 血气胸

属于比较严重的并发症，但发生率极低，常出现面色苍白、发绀、呼吸困难、心率快、脉搏细弱和血压下降等症状。出现血气胸后，医生会根据 X 线胸片予以胸腔闭式引流，在血性胸液较多的情况下，每小时引流量宜控制在 2000 mL 以内，分次引流。如短时间内血压下降、心率加快、面色苍白，必须立即平卧，补充血容量，做好抢救工作，严格遵照医嘱用药，确保患者的安全，及时记录护理记录单。

河南省肿瘤医院　肿瘤内科　张楚楠

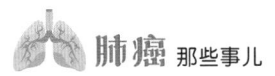

十四、病理检查——诊断的金标准

科普小课堂

病理学是研究疾病的病因、发病机制、病理变化、结局和转归的医学基础学科。在临床医疗实践中，病理学又是许多疾病的诊断并为其治疗提供依据的最可靠方法，因此也是临床医学的重要学科之一。病理诊断是各种医学诊断中最可靠的诊断，被称为医学诊断的"金标准"，对肿瘤疾病来说尤为重要。患者主要接触的是临床医生，对病理医生接触较少，下面主要介绍什么是病理检查及为什么进行病理检查。

病理形态学检查法是指用肉眼观察大体标本的病理变化，然后切取一定大小的病理组织，用组织病理学方法制作病理切片，用显微镜进一步观察，做出病理诊断。

病理检查主要包括组织病理学检查、细胞病理学检查和分子病理学检查。

1. 组织病理学检查

将肉眼确定为病变的组织取材以后，用福尔马林固定和石蜡包埋制成切片，经不同的方法染色后用光学显微镜观察。组织切片最常用的染色方法是苏木精-伊红（HE）染色。如果根据组织切片不能做出诊断或者需要进一步研究，则可辅以特殊染色、免疫组化和其他观察技术。

2. 细胞病理学检查

采集病变处的细胞，涂片后进行观察和诊断。细胞的来源可以是运用各种采集器在病变部位直接采集的脱落细胞，也可以是自然分泌物（如痰、乳腺溢液、前列腺液）、体液（如胸腔积液、腹腔积液、脑脊液）及排泄物（如尿液）中的细胞，或者是通过内镜或者细针穿刺病变部位得到的细胞，制成切片或涂片在显微镜下进行观察，以明确病变性质是否为恶性。

3. 分子病理学检查

应用分子生物学技术，从基因水平上检测细胞和组织的分子遗传学变化，协助病理诊断和分型，指导靶向治疗，预测治疗反应及判断预后。

中南大学湘雅二医院　病理科　周涵琼

十五、"肺"腑之言——病理篇

科普小课堂

（一）病理科是干什么的？

病理科主要的工作职责是将离体组织标本，经过固定、取材、脱水、染色制成切片，在显微镜下观察，必要时行免疫组织化学或分子检测，判断疾病的性质是炎症还是肿瘤，以及肿瘤的良恶性及恶性程度等。

（二）为什么要做病理检查？

如果是肺部结节，或穿刺活检，或纤维支气管镜检查活检，都要以病理报告为依据，只有依据病理报告，医生才能为患者拟定下一步的诊疗计划；如果是进入手术阶段，术后的病理报告可用来判断肺癌属于什么期（早期、中期或晚期），后续是否需要治疗及需要何种治疗，未来疾病可能的发展和预后。所以，病理报告的价值在于诊断、分期、评估预后、是否需要辅助治疗及决定手术方式（如术中冰冻病理报告）。

（三）完整的病理报告由谁完成？

由标本接收人员、标本取材人员、组织切片技术人员、免疫组化检测技术人员、分子检测技术人员、病理诊断报告医师依次完成并出具报告。

（四）送达病理科

将离体标本（30 min 之内）装在专门盛放标本的袋子里，浸泡在中性福尔马林液体中，由专门人员负责送达病理科。

1. 精准取材

经过 6～24 h 的充分固定后，由病理医师进行取材。病理医生要充分检查标本，判断病变所在，将与诊断相关的组织切取成 2 cm×1.5 cm×0.3 cm 的小材块。

2. 制作切片

标本脱水、浸蜡完成后，由技术员对每一个小材块进行石蜡包埋。这一步是把医生取好的小材块浸泡于蜡液中，待其冷却后形成带有标本的模具，在切片机上进行 3～4 μm 切片，要把薄薄的带有病变组织的蜡片在温水中展开，捞到一张载玻片上，烘干后进行烤片。这个过程大约需要 2 h。

3. 染色成片

烤好切片后就要进行切片的染色了。载有组织的切片需要经过脱蜡、水化、染核、分化、返蓝、复染色、脱水、透明，不同组织成分被染成不同的颜色，最后封胶盖上盖玻片，病变就保留在玻璃片上了。这个过程大约需要 1 h。

4. 显微镜下观察

病理医师需要结合临床情况及辅助检查结果进行详细的镜下观察，在微观世界中对送来的标本进行准确判断，做出正确的病理诊断。

5. 发出报告

经过一系列复杂的过程，一份普通的病理报告需要 3～5 个工作日才能形成。如果碰到复杂病例或者特殊疑难病例，还需要借助免疫组化或者特殊染色协助诊断，多名医生会诊讨论，时间就会更长。

河南省肿瘤医院　病理科　冯稳

十六、超声引导下经皮穿刺肺肿物粗针活检

科普小课堂

（一）什么是经皮肺肿物穿刺活检术？

经皮肺穿刺活检术目前常用的引导方法有经 CT 引导和经超声引导，是临床上常用的一项微创手术，目的是取出少量的肺肿物活体组织送病理检查，明确肿物性质，以便临床医生采用最优的治疗方案为患者治疗。

（二）什么是超声引导下胸肺疾病穿刺活检术？

超声引导下胸肺疾病穿刺活检是指在超声引导下，对胸壁、胸膜、肺外周及实变肺内组织病变的活检和细胞学检查，为临床胸肺病变的早期诊断及治疗方案的选择提供准确依据。其优点是微创、操作简便、无电离辐射、定位准确，可随时监测穿刺针的具体位置和进针方向，成功率高，较为安全。

（三）超声引导下胸肺疾病穿刺活检术的适应证

X 线片或 CT 检查发现的胸壁、胸膜及肺外周占位性病变，经超声检查能很好地显示病变或隐约显示占位病变者；肿瘤位于肺表面和胸膜胸壁，经气管镜取材困难，对于来源及性质有判断困难；凡超声扫查利用肋间、胸骨上窝及剑突下缘、锁骨上窝能显示胸壁胸膜增厚达 0.5 cm 以上，患者能较好控

制呼吸者，均可行穿刺活检；外周性病灶的良恶性鉴别诊断，恶性肿瘤组织学类型的确定；如果同时伴有胸腔积液，可在超声引导下置管予以充分引流后再实施活检。

（四）超声引导下胸肺疾病穿刺活检术的禁忌证

肿块内有较粗大的支气管气相，不易避开者；肿块较小，显示不良，患者不能控制呼吸者；重型肺气肿、肺心病、心力衰竭及严重呼吸功能障碍者；咳嗽频发、呼吸困难、不能配合呼吸者；意识或精神障碍，无法配合者；彩超显示血管性病变或畸形等；凝血功能障碍者。

（五）超声引导下胸肺疾病穿刺活检术的临床意义

胸肺介入超声是在超声仪的引导下，实时监控，将穿刺针精确地穿入病变部位。可避开坏死区及空洞、含气支气管、血管等结构，安全、有效地提高胸肺病变的诊断准确率，穿刺成功率高，不仅能实时显像，还具有更安全、无辐射、操作简单、无须开刀、创口小、并发症少、术后恢复快、价格低廉等优势，目前已广泛应用于临床，成为临床获取胸肺部病变组织病理诊断的主要手段之一，为患者提供了治疗依据，亦避免了不必要的手术。

近些年，随着超声医学的发展，超声引导下经皮肺穿刺活检术运用得越来越广泛，也深受临床医生及患者好评。究其原因，主要与其优势相关。超声引导下经皮肺穿刺活检术具有费用低、无辐射、定位准确、操作方便，可随手术需要调整穿刺角度，整个操作过程在超声引导下，能实时清晰显示穿刺针道，必要时可以配合超声造影有效避开大血管及坏死区域，创伤小且安全等优势。患者术后表皮伤口只有针眼大小，一般无明显并发症，心理负担较小，患者及家属较容易接受。随着超声医学的发展，超声引导下的肺疾患穿刺活检日益增多。

目前，超声引导下经皮肺、胸膜、胸壁肿物穿刺活检术主要适应证包括以下几种：①超声能够显示的周围型肺肿瘤；②超声能显示的合并肺不张的中心型肺肿瘤；③周围型肺肿瘤，支气管镜难以到达获取病变组织或检查失败者；④胸水伴胸膜明显增厚者，原发肺肿物取材困难，需判别有无胸膜转移者；⑤手术放射治疗或化疗前需确定肿瘤性质、组织学类型或转移癌的原发组织来源者；⑥原发肺恶性肿瘤或转移癌及不能手术的肺部肿瘤，为选择放射治疗或化疗方案而需要明确病理组织学分类者；⑦原发部位不明确的肺部转移癌，需要穿刺活检了解转移瘤的组织来源者；⑧肺部炎性包块（如肺炎假瘤、肺脓肿、结核球等），临床治疗前需明确诊断者。

河南省肿瘤医院　超声医学科　李琮宇/王志伟

十七、气管肿物

胸闷、咳嗽——气管肿物是元凶，气管镜介入"一键删除"。

患者A："我最近总是胸闷，活动时喘不上气，去医院检查心脏没问题，不知道是什么原因。"

患者B："是不是咳嗽、咳痰时也不容易咳出来？我之前也是胸闷，去肿瘤医院检查发现气管里有个肿物，通过支气管镜下削瘤术将肿物切除，现在每年复查就可以，平时不闷气，活动时也不喘了。"

科普小课堂

（一）什么是气管肿物？

气管肿瘤分为良性肿瘤和恶性肿瘤两大类。其中，原发性气管肿瘤相对罕见，这些肿瘤中至少90%为恶性肿瘤，如腺样囊性癌和鳞状细胞癌；不到10%是良性肿瘤，包括比较常见的鳞状乳头状瘤和其他肿瘤。气管肿瘤可因肿瘤生长而引起气道阻塞（如喘鸣、呼吸困难、气喘），气道狭窄严重可能导致窒息，存在危及生命的情况。这些症状的出现取决于肿瘤的进展情况，因此早期治疗至关重要。气管肿瘤无论良性还是恶性，均建议手术治疗。

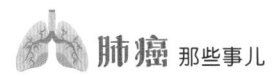

良性肿瘤切除后可以痊愈，恶性肿瘤若能及时彻底切除，亦能获得良好的疗效，而气管镜检查早已经成为气管肿瘤临床诊断和治疗中不可缺少的重要手段。

（二）什么是气管镜？

随着医疗科技水平的提高，医生通过现代化高科技手段，能够将人体内几乎所有的腔道情况展示在显示屏上，如耳道镜、宫腔镜、膀胱镜、腹腔镜、胃镜及肠镜等。气管作为人体呼吸的重要通路，气道镜检查应运而生。支气管镜末端有一个摄像头，通过显示屏成像或者医生直接使用目镜，可帮助医生观察大气道（支气管）和肺部的病变。必要时还可以通过伸入的气管镜配套的相关器械，完成一些活检或介入操作，帮助诊断并治疗某些肺部疾病。

（三）气管镜有哪些作用？

气管镜的作用主要包括诊断和治疗2个方面。

1. 诊断方面

气管镜多经鼻孔轻柔送入，观察鼻腔、咽部有无异常；经口腔进入者，观察口腔、舌、扁桃体、会厌及声门时，观察会厌有无塌陷、声带运动是否良好及对称。进入气管后观察气管位置、形态、黏膜色泽、软骨环的清晰度、隆突的位置等，还能观察两侧主支气管，自上而下依次检查各叶、段甚至是亚段支气管。

一方面，医生可以在镜下直接观察病变，看看病灶"长什么样"；另一方面，也能在镜下对病灶进行活检、刷检，取出一部分病灶来诊断疾病。对于一些更深处的病变，还可以将生理盐水灌入肺中，再将其取出，即收集肺泡灌洗液，将病变部位的细胞、组织、基因等成分"冲"出来后送检，用来辅助疾病诊断。

2. 治疗方面

支气管镜加上配套的一些器械，可以完成取气管异物、清除呼吸道分泌物（如吸痰）、肺泡灌洗（这里是指用生理盐水将肺内冲洗干净，或是加入激素或者抗生素来治疗）、局部定点用药、治疗咯血、切除微小的肺癌病灶等操作。

（四）气管肿物诊疗策略

能给患者带来长期治愈希望的治疗方法仍然是完全手术切除＋术后辅助治疗。相较于气管节段切除术，支气管镜下削瘤术更安全，创伤更小，术后患者生活质量更高。支气管镜削瘤术主要是在支气管镜下，对气道内肿瘤运用激光、消融、冷冻、光动力治疗等手段切除，让患者在安全、无痛的状态下进行医学检查和治疗，已成为临床医师及患者的共同追求。近年来，无痛麻醉技术在支气管镜检查中的应用，使患者能够在安静睡眠状态下完成检查，可最大限度缓解患者痛苦，消除其对支气管镜检查的恐惧及疑虑，不知不觉完成支气管镜诊疗。

河南省肿瘤医院　呼吸介入科　吴红波

十八、小镜子，大作用
——探秘支气管镜的临床应用

67岁的张大爷10年来间断发热、咳嗽、咳痰，每次用抗生素治疗后好转。这次住院查胸部CT，提示左肺下叶基底段远端堵塞，考虑阻塞性肺炎。支气管镜检查发现，左肺下叶内前基底段管腔黏膜局部坏死，疑似新生物堵塞。经二氧化碳冷冻取出新生物后发现其是一截断裂的辣椒。据张大爷回忆，10余年前吃辣椒时有一次呛咳的经历，但一直没在意。考虑张大爷近10年来反复发生肺炎是辣椒这个异物导致的。

就诊时，大夫可能会建议做支气管镜检查，上面的张大爷就是在做气管镜检查时发现气道内存在异物。那么,哪些情况下需要做支气管镜检查?下面来普及一些支气管镜的相关知识。

科普小课堂

临床上遇到下面几种情况时,医生会建议做支气管镜检查。

1. 不明原因的慢性咳嗽

引起咳嗽的原因很多,比如吸烟、咽炎、气管-支气管炎、肺结核、支气管内膜结核、肺炎、异物、肺部肿瘤、气道肿瘤、胸腔积液、心包积液、食管炎,等等。对于长期的慢性咳嗽,常规检查不能明确原因,比如CT正常,可以行支气管镜检查,明确有无支气管内膜结核、气道肿瘤、气道真菌感染等。

2. 不明原因的咯血及痰中带血

咯血常见的病因有支气管扩张、肺癌、支气管内膜结核、肺结核、支气管炎、肺脓肿、肉芽肿、外伤、肺血管异常,等等。行支气管镜检查可帮助明确原因,也可经支气管镜吸出血块,局部注入止血药止血,还可以镜下做局部填塞治疗。对于内科治疗效果不好、需要介入栓塞治疗的患者,支气管镜检查可以明确咯血的具体部位,节约介入治疗时间。

3. 不明原因的局限性喘鸣音

一般慢性支气管炎、支气管哮喘均可发生喘鸣,如果患者无类似病史,且喘鸣逐渐加重,此种情况多提示气管、大的支气管局部性狭窄,原因可能是气管或支气管肿瘤、结核、异物、炎症、痉挛等,应尽早行支气管镜检查以确诊。

4. 不明原因的声音嘶哑

声音嘶哑多为喉返神经损伤所致。可能为气道内新生物损伤了喉返神经,需要行支气管镜检查以确诊。

5. 寻找可疑和阳性痰细胞的起源

痰细胞学检查发现癌细胞，而影像学检查无异常发现，这类患者在临床上称为隐匿性肺癌，通过纤维支气管镜检查，观察支气管内的微妙异常征象，结合活检和刷检技术，能使患者早期确诊、早期治疗。

6. 辅助检查

X线胸片或CT检查发现肺不张、肺部结节或肿块、肺部弥漫性病变、肺门和（或）纵隔淋巴结肿大、气管支气管狭窄、原因不明的胸腔积液等。支气管镜检查可以取标本检查明确病因，看是炎症、结核还是肿瘤；对于良性气道狭窄的患者，可以通过冷冻、球囊扩张、注药等方法治疗；恶性气道狭窄尤其是外压性狭窄，往往病情凶险，患者随时可能窒息死亡，这时候气管镜下支架植入可起到立竿见影的效果。

7. 肺部肿瘤手术前检查

肺部肿瘤手术前检查，对指导手术切除部位、范围及估计预后有参考价值。临床会遇到CT提示左肺长了肿瘤，右肺影像正常，但气管镜下发现右肺气道内异常，通过活检提示癌变，这时候就不宜行手术治疗了。

8. 支气管镜作用

胸部外伤、怀疑有气管支气管裂伤或断裂，支气管镜下一看就能确诊。

9. 肺炎患者治疗效果不佳或重症肺炎患者亟须明确致病原

这是临床最常见的情况。患者肺部感染，常规抗感染治疗效果不好，痰检又不能明确病原学，无法确定是耐药还是特殊病原体感染（支原体、军团菌、真菌等），支气管镜检查可以帮助明确病原学，吸痰、灌洗、局部注射抗生素治疗有利于炎症的吸收。

支气管镜检查既可以帮助临床诊断，又可以镜下治疗疾病，尤其是命悬一线的大气道狭窄患者。

郑州市中心医院　呼吸科　李国燕

十九、纵隔淋巴结探秘之超声支气管镜检查

44岁的张大哥烟龄20余年,平时身体健康,爱运动、爱社交、爱旅游,7个月前出现咳嗽,到医院检查,胸部CT发现右肺下叶结节,纵隔及右肺门多发肿大融合淋巴结,最大淋巴结直径约60 mm。超声支气管镜检查、纵隔淋巴结活检病理提示腺癌浸润,头颅增强磁共振提示颅内转移,临床分期为右肺腺癌T1bN2M1c Ⅳ期(晚期肺癌)。基因检测发现ALK基因融合突变,给予洛拉替尼靶向药物治疗。服药2个月后复查,病灶明显吸收;服药半年后复查,右肺下叶病灶、纵隔肺门淋巴结、颅内转移灶完全消失。

张大哥是怎么通过超声支气管镜确诊的呢?超声支气管镜是什么?普通支气管镜不能活检吗?

科普小课堂

纵隔肺门淋巴结长在气管、支气管的外面。下图中的小圆球就是淋巴结。

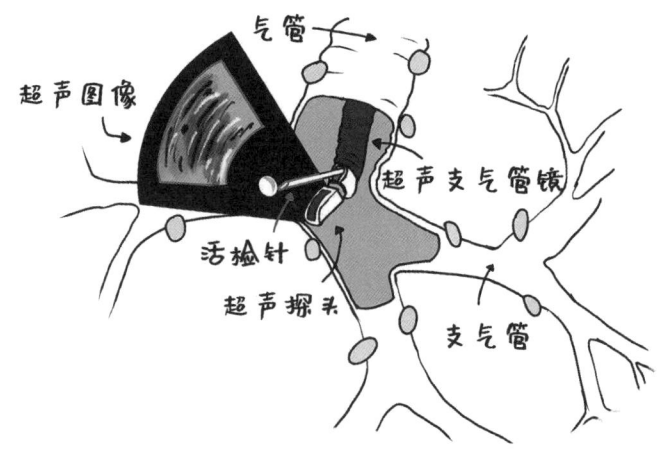

下面是张大哥的肺 CT 及支气管镜下图片。

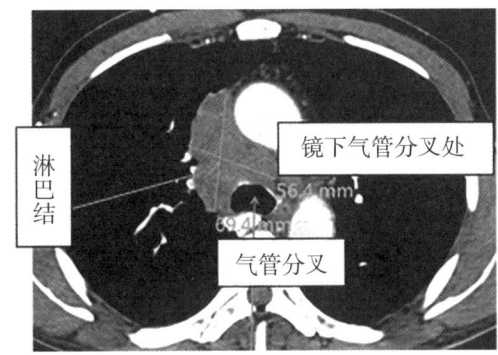
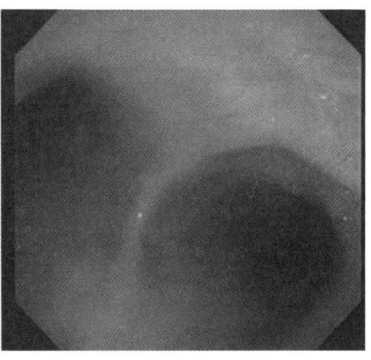

在 CT 上可以看到纵隔肿大淋巴结，而在普通支气管镜下是看不到的。既然看不到，普通支气管镜又是怎么取到肿大淋巴结的标本呢？超声支气管镜头端含有超声探头，可以探查到纵隔淋巴结位于气管、支气管外的具体位置，然后在超声探头指引下把活检针插入肿大淋巴结内取标本。超声探头还可以探查到所到之处的管腔外病变及病变内外血管走行，避免活检针扎到血管引起出血。所以，超声支气管镜下活检是非常安全的。

郑州市中心医院　呼吸科　李国燕

二十、CT 引导下穿刺定位在肺癌诊疗中的应用

谢某在体检时发现左肺占位，考虑恶性，外科医生准备给他做外科手术切除。但是，有一个问题困扰着外科医师：谢某的肺部病灶并不大，术中不容易找到这个病灶，手术时间可能延长，于是让谢某找微创介入科医生咨询。

谢某："医生你好，我肺上的这个结节准备做外科手术切除，但是外科医师担心术中不容易发现它，你们有什么办法吗？"

微创介入科医生："现在这个问题可以解决。我们用一根带鞘的针，在CT引导下穿刺到您的肺部病变附近，然后沿鞘放进去一个金属的钩子或弹簧圈，这个钩子或弹簧圈后面带一根线（像一个尾巴），这根线可以延长到胸腔或体外，外科医生顺着这根线'顺藤摸瓜'，就可以很快找到病灶，这样节省了手术时间。"

谢某："这个办法好。"

科普小课堂

对于早期的非小细胞肺癌，外科根治性手术切除是首选的治疗方式。但是，对于小结节或毛玻璃结节，外科术中可能无法准确找到。CT引导下穿刺定位可以使用头端带钩或弹簧圈的定位针（图中箭头所指），准确定位并固定住病变周围的肺组织，后期在胸腔镜下进行微创的、超准的、定点的外科手术切除。

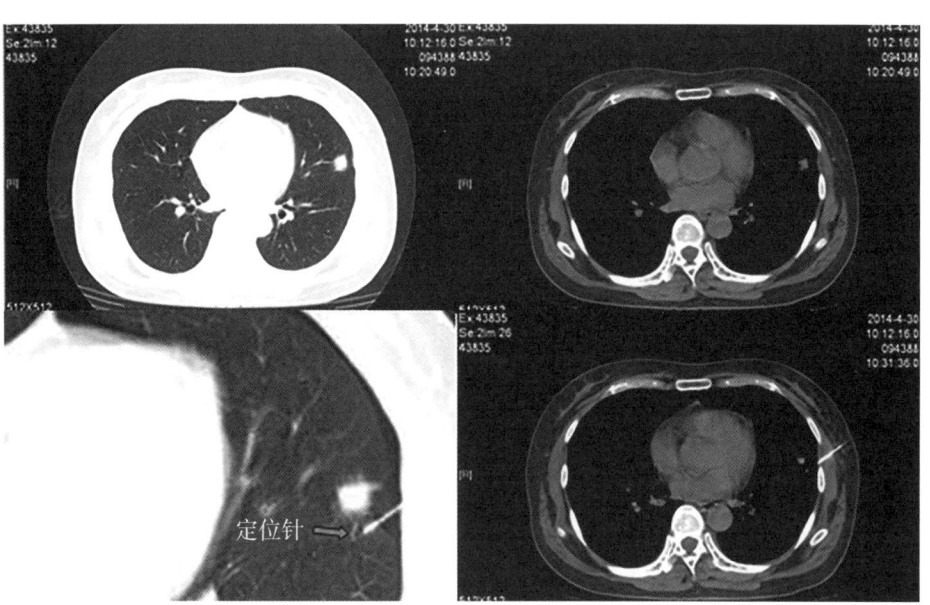

对于早期的小结节或毛玻璃结节，只要在CT片上能看到，就能在CT引导下准确定位到（只有看不到的，没有定位不到的）。

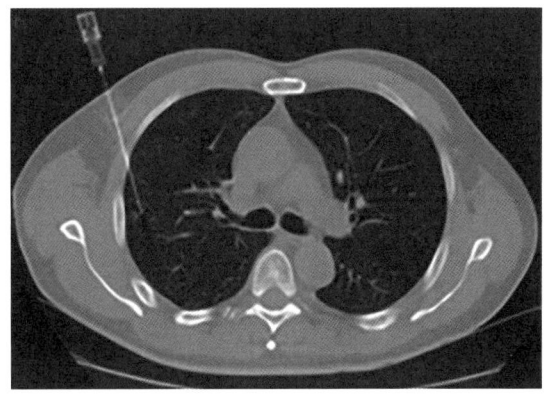

右肺结节定位之后行胸腔镜下手术,病理显示肿瘤大小为 0.4 cm×0.4 cm ×0.3 cm。

河南省肿瘤医院　微创介入科　姚全军

二十一、CT 引导下穿刺活检同步消融治疗

患者郑某,55 岁,体检发现左肺结节,因结节较小,无病理学诊断,无法判断良恶性,外科手术切除创伤大,直接穿刺活检容易损伤周围组织和血管,形成气胸和出血等,遂到微创介入科就诊。

郑某:"医生,我肺上的这个结节,手术切掉不是,不手术切掉也不是,弄得我现在吃不下饭、睡不好觉,有没有其他的办法?"

微创介入科医生:"手术切除的确是一种获取病理的办法,而且可以切除病灶。现在有一种办法,可以达到与手术切除相当的效果。"

郑某:"快给我讲讲吧。"

微创介入科医生:"因为你的肺部病灶周围有气管和血管,穿刺活检风险大,可以先用消融针把病灶周围的血管和气管'烧'坏,然后再做活检,这样就会大大减小出现出血和气胸的风险,既可以取到病理学标本,也可以

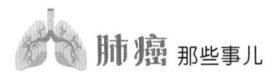

把肺部病灶和其周围的血管、气管'烧'炭化，肺部病灶就不会'生根发芽'了。"

郑某："这个办法好，我选择这个吧。"

科普小课堂

对于内部有气管或血管的高度怀疑肺癌的肺部病变，如果进行穿刺活检，可能会出现大出血、咯血等风险，CT引导下活检加消融治疗则减少了这种风险。它是在穿刺活检的同时进行局部消融治疗，通过消融治疗"烧断"病变周围的血管，减少穿刺活检导致的出血，在明确诊断的同时减少出血的风险，是集诊断和治疗为一身的、为肺部小结节量身定做的一种微创诊疗技术。

该患者左肺病变内部有气管，穿刺活检风险较大，在CT引导下穿刺活检加消融治疗后，一举两得——既获得了病理结果（肺原发腺癌），又通过消融治疗毁损了肺部病变，以后定期复查就可以了。

肺癌的治疗手段包括手术、化疗、放疗等。微创诊疗技术的发展，在一部分肺癌的治疗中发挥了一定的作用，主要包括：①外科手术前的准确定位；②化放疗前的穿刺活检；③肿瘤复发的再次活检；④微创介入治疗等。

河南省肿瘤医院　微创介入科　姚全军

第三篇 治疗篇

- 一、肺癌手术会伤元气吗？
- 二、早期肺癌除了手术切除，还有其他方法根治吗？
- 三、消融治疗在肺癌诊疗中的应用
- 四、核素治疗在肺癌诊疗中的应用
- 五、微创诊疗技术在肺癌诊疗中的应用
- 六、肺癌转移瘤放射治疗
- 七、哪些肺癌患者需要接受放射治疗？
- 八、放射治疗期间要注意哪些方面？
- 九、放射性粒子植入后的辐射对家人有影响吗？
- 十、肺癌的介入治疗
- 十一、肺癌患者的肿瘤侵犯血管，存在大咯血风险怎么办？
- 十二、PICC知多少
- 十三、针尖手术，快速消融——微波消融术
- 十四、肺癌术后要不要化疗？
- 十五、晚期肺癌患者不愿意或者不适合化疗怎么办？
- 十六、精准射靶，箭无虚发——肺癌的靶向治疗
- 十七、靶向药可以停用吗？
- 十八、肺癌靶向治疗和免疫治疗已经很先进了，还需要化疗吗？
- 十九、肿瘤患者肺部感染了还能化疗吗？
- 二十、肺癌的免疫治疗
- 二十一、肺癌一定要化疗吗？
- 二十二、"针"有不同，做好选择
- 二十三、姑息治疗，让生命有尊严地"谢幕"——安宁疗护
- 二十四、肺癌脑转移、骨转移的治疗
- 二十五、老年人确诊肺癌后怎么办？
- 二十六、姑息治疗就是放弃治疗吗？
- 二十七、肺癌会传染吗？对身边的人有什么影响？
- 二十八、奥氮平止吐的前世今生

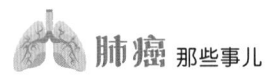

一、肺癌手术会伤元气吗？

家属院有位杨叔叔，平时乐呵呵的，喜欢研究养生之道，各种杂书及保健品买了一大堆。每天都把"正能量""元气"之类的词挂在嘴边，声称老年人要乐观，注重养生，尤其不能伤了元气，不然后患无穷。前段时间单位组织退休老职工体检，杨叔叔的胸部CT提示左肺下叶靠外周有一个直径约1cm的混合磨玻璃结节，杨叔叔愁坏了。

杨叔叔有位经常拌嘴的朋友李大爷，得知这件事情后去看他。看到眉头紧锁的杨叔叔，打趣道："哎哟，我看看这谁呀，这不是我们的开心老杨吗，怎么蔫了吧唧的？"

杨叔叔嘴上自然不会吃这个亏："谁说我蔫了，我只是在思考怎么才能不伤元气。"

李大爷："元气什么的你平时说说就算了，有了病还是需要正规治疗的，人家医生肯定比你懂得多。"

杨叔叔："可是我买的书上都说元气很重要，不能损伤元气，尤其是我要做胸部手术，这掏心挖肺的，肯定会元气大伤。"

李大爷："嗐，原来是为这事！你那些个所谓养生的书，看看图一乐也就是了，可不能真信呀。你这个事我找过医生了，很小的一个病变，微创手术很轻松就能够解决，哪里会伤到元气？定期体检发现了你这个小毛病，你可得好好地配合治疗。"

科普小课堂

开胸手术是一种常见的外科手术方法，用于治疗心脏疾病、肺部疾病，以及其他需要直接接触胸腔内器官的疾病。虽然开胸手术是一种较为侵入性的手术方式，但它并不会直接伤害人体的元气。

首先，开胸手术是在严格的手术控制下进行的。手术前，医生会进行详细的检查和评估，确保手术适应证明确，并且对手术进行全面的准备；手术中，医生会采取严格的无菌操作，保证手术过程的安全性和可靠性。医生和护士团队会密切监测患者的生命体征，并对手术过程进行精确控制，以减少并发症的发生。

其次，开胸手术造成的创伤是可控的。尽管开胸手术需要在胸壁上切口，但医生会尽量选择较小的切口，并采用合适的缝合方法，以减少创伤和疤痕的形成。随着现代医学技术的进步，出现了显微外科技术和微创手术技术，使开胸手术的切口更加精细和准确，减少了对患者的伤害。

此外，开胸手术并不直接伤害人体的元气，因为"元气"是中医学中的概念，指的是人体的生命力和抵抗力。开胸手术是为了治疗疾病，通过手术来恢复患者的健康。开胸手术可以清除病变组织，修复器官功能，帮助患者恢复正常生活。手术后，患者需要进行适当的康复护理，包括合理的休息、饮食和运动等，帮助身体恢复，并提高身体的元气。

综上所述，开胸手术虽然是一种较为侵入性的手术方式，但通过医生精确的操作和先进的技术手段，可以最大限度地减少其对患者的创伤和影响。手术后，患者需要遵循医生的建议，进行适当的康复护理，帮助身体恢复。

河南省人民医院　胸外科　姚文健

二、早期肺癌除了手术切除，还有其他方法根治吗？

86岁的张爷爷是一名退休工程师，6年前被发现左肺上叶长了一个小结节，直径8 mm左右，随访2年有增大的趋势，CT影像见毛刺、胸膜牵拉，

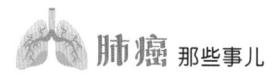

属于高危结节，建议手术切除。张爷爷考虑到自己年龄大了，拒绝手术。经与张爷爷及其家属沟通后，行经皮肺结节活检定性，病理提示腺癌，评估分期T1aN0M0 Ⅰa1期，后与张爷爷沟通后行肺癌射频消融术治疗。术后4年，张爷爷每年定期复查，未见复发，PET-CT未见消融区高代谢。

科普小课堂

射频消融术是一种热消融治疗方式，是在超声或CT或磁共振引导下把消融电极插入肿瘤内。由于人体组织内存在正、负离子，在电流作用下，人体内正、负离子发生离子振荡、摩擦生热，使瘤体内、外温度逐渐升高，当瘤体内温度升高至60℃以上时，可使肿瘤细胞发生凝固性坏死，通过这样一个热损伤的效应，让肿瘤细胞在体内被彻底杀死，达到局部根治的目的。随着消融功率的增加，射频消融术可使瘤体内温度达到100℃左右。对于小于3 cm的肺结节，若无远处及淋巴结转移，消融边界超过肿瘤10 mm，就能达到根治消融的目的。

哪些肿瘤患者可以做热消融治疗呢？①因心肺功能差或者高龄不能耐受外科手术切除的患者；②拒绝外科手术患者；③外科手术、放射治疗、化疗、靶向治疗，以及局部治疗后原位复发患者；④原发病灶得到有效控制，孤转移病灶患者；⑤肿瘤负荷大，可联合全身化疗、靶向治疗、免疫治疗，以期降低肿瘤负荷的患者。

随着近30年的发展，肿瘤热消融治疗技术逐渐成熟，相对于外科手术来说，它不需要切除肺组织，具有无手术切口、损伤更小、恢复更快、肺功能损失更少、术后生活质量更高等优势。

郑州市中心医院　呼吸科　李国燕

三、消融治疗在肺癌诊疗中的应用

王某被发现右肺有 3 cm 结节,外科医生建议其外科手术切除,但是他恐惧外科手术,想通过非手术手段把肺部病变"除掉",遂到微创介入科就诊。

王某:"医生,我不想做外科手术。我害怕麻醉,害怕手术风险,害怕一觉不醒。"

微创介入科医生:"你的病灶为 3 cm,完全符合外科手术切除指征。如果你不想做外科手术切除,我们可以在 CT 引导下用 1 根或几根消融针,经过皮肤穿刺进入肺部病变内部,将消融针后面接上电极或通上惰性气体,消融针的针尖部分可以'变热'或'变冷',这样就能把病变'烧死'或'冻死'。"

王某:"这样的手术创伤大吗?"

微创介入科医生:"创伤不大。我将消融针拔出后,皮肤上只有 1 个或几个针眼,一两天即可长好。"

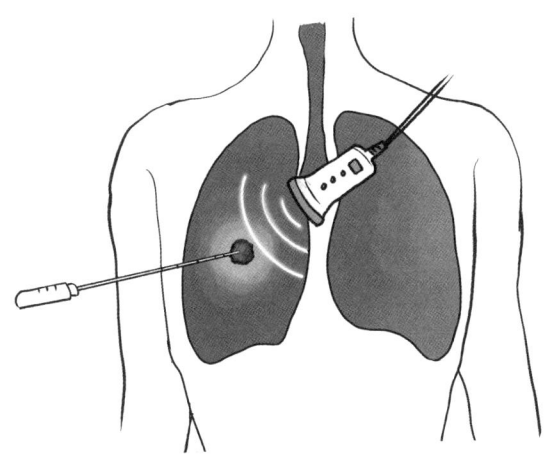

王某:"那疗效怎么样?"

微创介入科医生:"对于小于3cm的病灶来说,消融治疗基本可以达到和外科手术切除一样的效果。"

王某:"它和外科手术有什么不同?"

微创介入科医生:"外科手术切除是把病灶取出来,消融治疗则是把病灶在体内消融掉,消融后的病灶会慢慢坏死、吸收、干枯,逐渐变小或消失。"

王某:"明白了,我可以接受消融治疗。"

科普小课堂

肺癌的消融治疗包括热消融(射频、微波等)和冷消融(氩氦刀)等。

(一)射频消融

射频消融是在CT等影像技术的引导下,将射频消融电极针直接经皮肤插入肺部肿瘤组织内,利用射频发射器产生的高频转换的射频电流,经电极针的非绝缘部分导入肿瘤组织内,组织内的离子随电流正、负极的转换而频繁振荡,极性的生物大分子也会随电流方向的变换而频繁改变极化的方向,通过上述方式产生的摩擦作用,将电能转化为热能,使肿瘤组织内的局部温度达90~120℃,从而使肿瘤细胞发生凝固性坏死及变性。同时,热能也诱导了肿瘤细胞凋亡。

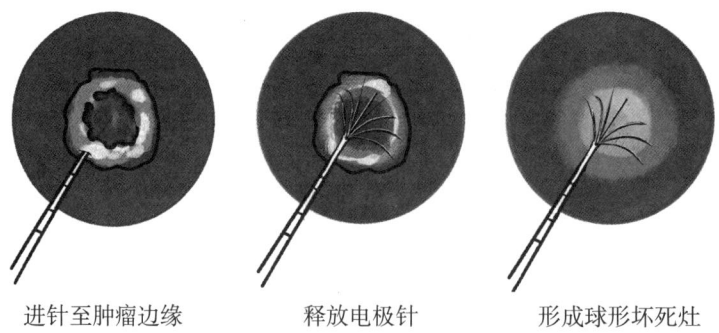

进针至肿瘤边缘　　释放电极针　　形成球形坏死灶

射频消融时肿瘤会松散，同时肿瘤周围会形成炎性反应带，肿瘤由"棒棒糖"变成"棉花糖"，后期复查肿瘤会逐渐缩小，形成瘢痕疙瘩或条索，部分病变可消失。这例患者右肺的小结节，消融时消融针穿过病灶，呈"棒棒糖"影像，消融后病灶周围肺组织受热后发生炎症反应，变成了"棉花糖"影像。

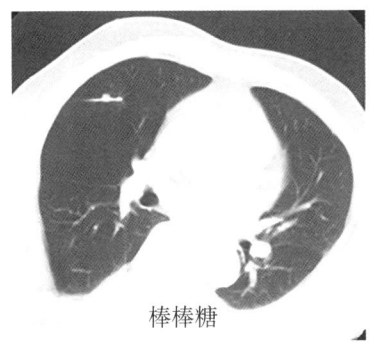
棒棒糖

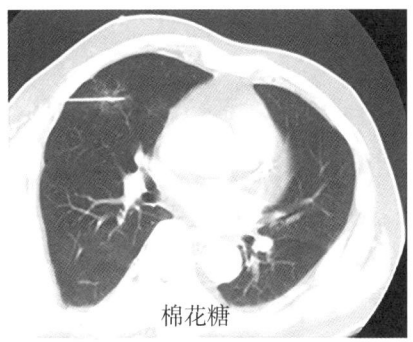
棉花糖

该例肺癌患者射频消融治疗 6 个月后 CT 检查提示肿瘤消散，只剩下纤维条索。

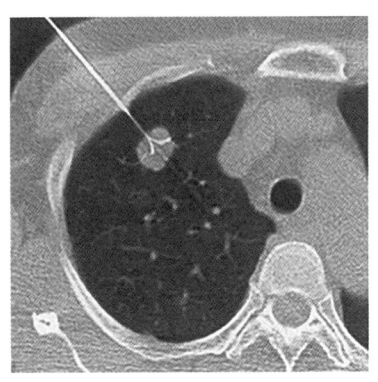

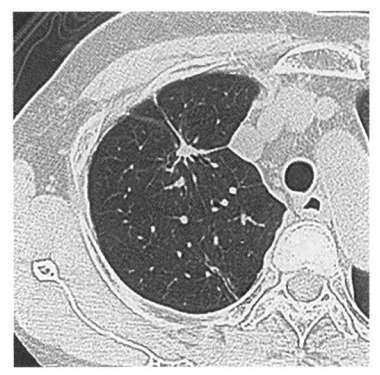

（二）微波消融

微波消融在超声或 CT 等实时直接监控下，用专门的微波消融治疗针（微波天线或微波刀头）经皮肤直接穿刺进入肿瘤内进行治疗。微波针的热效应的原理和微波炉的原理是一样的，微波消融针可在几分钟内使肿瘤组织内局部达到 70℃的温度，引起肿瘤组织发生凝固性坏死，而周围正常组织极少或不受损伤，达到"烧死"肿瘤细胞的目的。

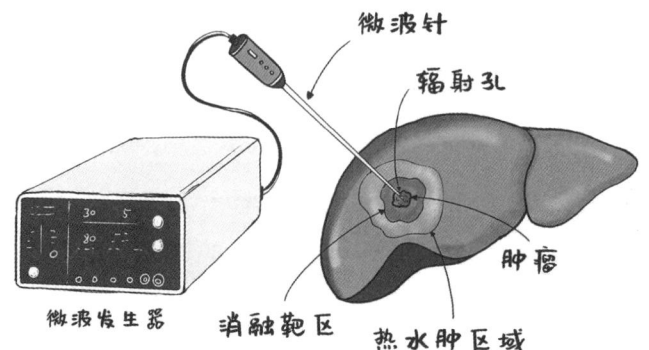

微波消融和射频消融原理相似，都是热消融，但微波消融比射频消融"热得快"，疗效相当。这例肺癌患者微波消融治疗1年后，CT检查提示肿瘤消散，只剩下纤维条索。

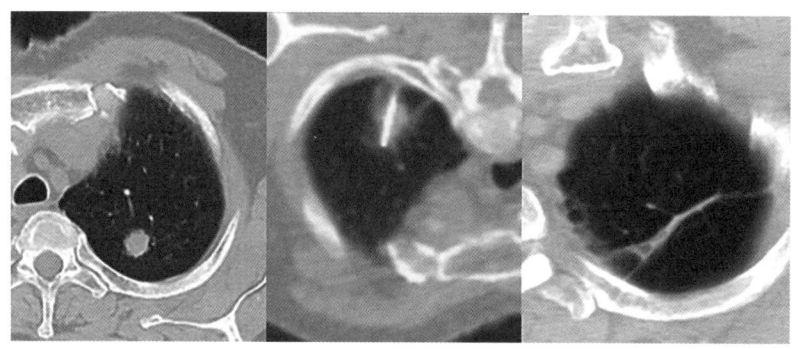

（三）氩氦刀消融

氩氦刀消融是利用氩气和氦气这两个气体进行循环，氩气在瞬间使肿瘤组织内的温度下降到 $-170℃$，氦气可在很短的时间内使肿瘤组织迅速复温超过 $20℃$，利用热胀冷缩的原理，快速膨胀、快速冷缩，通过两三个循环，使肿瘤细胞爆裂，达到"冻死"肿瘤的目的。这例肺癌患者行氩氦刀消融治疗（2根消融针夹住肿瘤，类似夹花生米），治疗6个月后CT检查提示肿瘤消失。

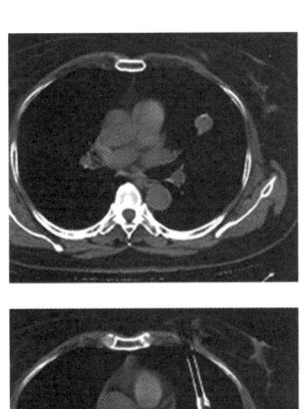
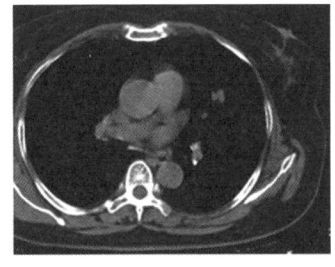

术后1个月

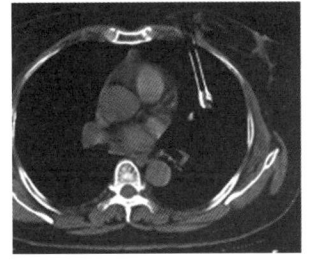
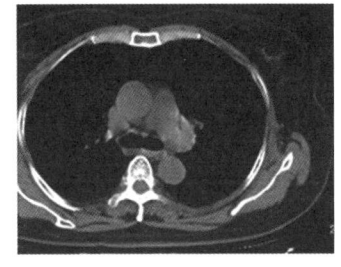

术后6个月

（四）康博刀

康博刀是第四代复合式冷热消融技术。康博刀借助液氮可在 10～20s 内降温至 -196℃，并使冰冻组织快速升温，此种冷热逆转疗法使病变组织细胞发生凝固性坏死，彻底摧毁冰球内的组织，并可解决超低温对正常组织的冷冻伤害问题。

河南省肿瘤医院　微创介入科　姚全军
郑州市第三人民医院　肿瘤内科　曹旸

四、核素治疗在肺癌诊疗中的应用

科普小课堂

有人谈"核"色变，因为会想起第二次世界大战时美国向日本扔的原子弹，由于核素发射的射线，现在那个地方寸草不生；也会想起俄罗斯的"切尔诺

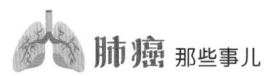

贝利事件",因为核素发射的射线,接触的人非死即残。这些都是核素对人类有害的方面。

但是,我们可以合理地利用核素的射线来对付肿瘤细胞。

粒子植入是指通过影像学引导技术(包括超声、CT或者磁共振等),将具有放射性核素的粒子直接植入肿瘤内部,利用放射性核素持续释放的射线,对肿瘤细胞进行杀伤,达到治疗肿瘤的目的,而对周围正常的肺组织细胞基本不会产生致命性杀伤。和放疗一样,粒子植入是从病变内部向外照射的,被称为内照射,也可理解为"弃恶从善的核武器"。

河南省肿瘤医院　微创介入科　姚全军

五、微创诊疗技术在肺癌诊疗中的应用

科普小课堂

(一)支气管动脉栓塞治疗

咯血是肺部肿瘤常见的一种症状,小量咯血一般可以控制,一旦出现较大量的咯血,患者焦虑、家属紧张、医生着急。支气管动脉栓塞可以减轻或改善咯血症状。

支气管动脉栓塞治疗,对于一部分肺癌患者,特别是中心型肺癌患者,肿瘤容易侵犯肺门部血管引起大咯血;部分肺癌患者口服靶向药物(如安罗替尼等)可诱发病变血管破裂,引起大咯血;部分患者在化放疗过程中,病变血管会发生破裂,引起大咯血。上述的任何一种咯血都可能是致命性的,严重影响患者的情绪和生命,此时,支气管动脉栓塞治疗就是一种救命的手段。支气管动脉栓塞不仅可以栓塞肿瘤血管,起到止血、保命的作用,而且可以切断肿瘤的营养供给,达到"饿死肿瘤"的目的。

下列这组图是一位右肺腺癌患者的检查报告,CT检查提示右肺肿块位于右肺门(圆圈所示)。患者咯鲜血,输止血药物后,咯血无好转;行支气管动脉造影,可见粗大、迂曲的肿瘤供血动脉;行支气管动脉栓塞(箭头所示),并行双侧支气管动脉栓塞术,术后咯血停止。

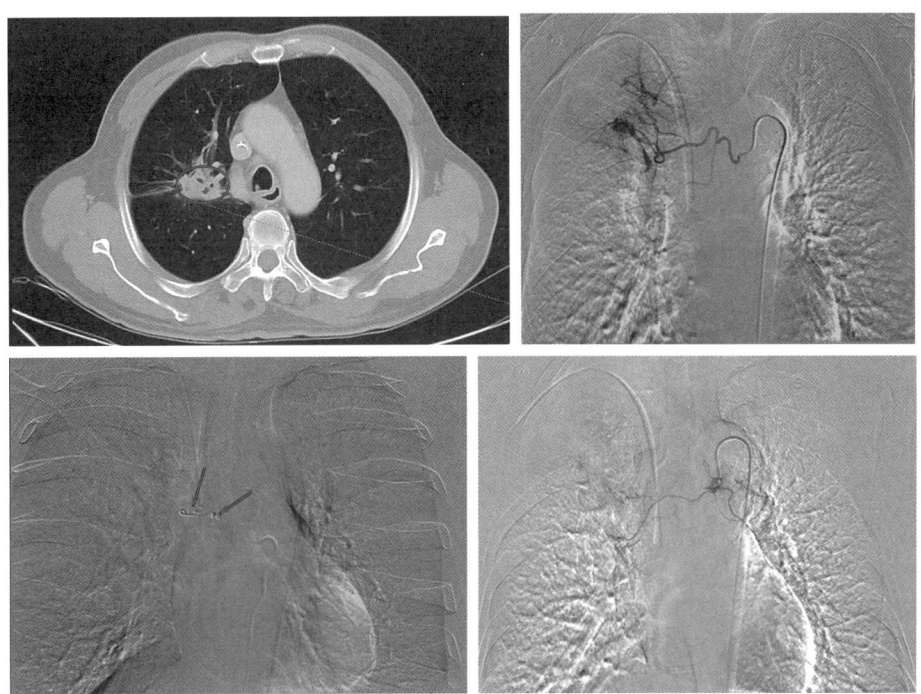

(二)动脉灌注化疗加栓塞治疗

在支气管动脉栓塞前,对肺癌的供血动脉进行小剂量化疗药物灌注,也可达到控制病变的目的,对于常规静脉化疗后进展或耐药的患者,可采用这种治疗方法。

动脉灌注化疗加栓塞治疗是在DSA的引导下,将导管超选至肺癌供血动脉内,直接灌注化疗药物和栓塞肺癌的供血动脉。直接灌注化疗药物可增加肺部病变局部药物浓度,杀伤肺部肿瘤;栓塞肺癌的供血动脉,可切断肺癌的营养来源,使肺癌细胞进一步坏死,从而达到控制肺癌的目的。

肺癌主要供血动脉为支气管动脉,这是动脉灌注化疗加栓塞治疗肺癌的理论基础。与全身静脉化疗相比,经动脉灌注化疗药物,药物不经过全身血液稀释和肝脏代谢,直接作用于肺癌细胞,肺癌细胞局部的化疗药物浓度比静脉化疗高出数十倍,可显著提高对肺癌细胞的杀伤能力,在提高疗效的同时减少化疗药物的总剂量,可减轻对正常组织器官的损伤,同时减轻消化道反应(恶心、呕吐)和骨髓抑制等副作用,长期治疗的医疗费用也有所降低。

(三)综合介入治疗

任何治疗都不是万能的,所以需要多种治疗相结合,即综合治疗,譬如化放疗、靶向加免疫治疗等,这里给大家再补充一下综合介入治疗。

对于肺癌患者,化疗+放疗是传统的联合治疗方式,而动脉灌注化疗+栓塞+粒子植入的联合治疗被称作改良的化疗+放疗,对于传统的化疗+放疗无效或复发的患者,改良的化疗+放疗有可能达到令人满意的疗效。该患者系肺小细胞癌,传统的化疗+放疗后复发,改良的化疗+放疗让患者"重获新生"(先期行支气管动脉灌注化疗加栓塞术,后期行CT引导下^{125}I粒子植入术),复查肿瘤再次缩小,生存时间得到了延长。

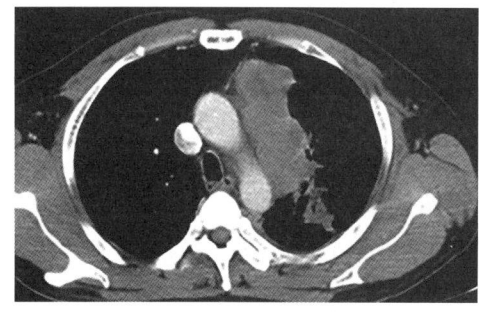
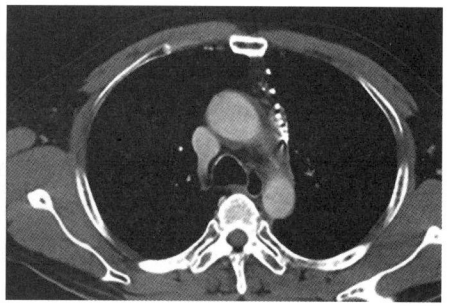

河南省肿瘤医院　微创介入科　姚全军

六、肺癌转移瘤放射治疗

2018 年 5 月,荥阳 63 岁的吴女士慕名来到了河南省肿瘤医院。1 个多月前,吴女士出现了胸背部疼痛不适,并且咳嗽、胸闷,症状持续加重,在当地医院检查后发现右肺部有个肿瘤,同时合并胸椎和肋骨骨折。在肿瘤医院进行了系统的检查之后,确诊为右肺腺癌 cT2N2M1c Ⅳ B 期,合并第 6 后肋和胸 10 椎体的骨转移。吴女士检测出 EGFR 基因 19 号外显子缺失突变,顺利用上一代 EGFR 抑制剂靶向治疗后,她的症状很快得到了缓解,咳嗽、胸闷都减轻了,但是后背部的疼痛还是影响着她的正常活动和睡眠。专家进行会诊分析后,给吴女士进行了骨转移部位 DT 30Gy/10f 的放射治疗,过程中,吴女士的背部疼痛症状得到了明显改善,之后几乎完全消失了。

2020 年 10 月,吴女士在常规复查中发现肝脏有一处新发的直径约 3 cm 的转移灶,再次穿刺活检后发现,吴女士对之前口服的一代靶向药物产生了耐药,合并了 EGFR T790M 突变,在更换了三代 EGFR 抑制剂口服之后,专家再次进行了会诊分析,给予 3 次立体定向放射治疗(SBRT)之后,吴女士肝脏部位的转移瘤在后续的复查中完全消失了。

2022 年 8 月,吴女士头晕、头痛,走路还有点不稳,复查头部磁共振后发现其右侧额叶和左侧小脑部位出现了 2 枚转移瘤,有 1 cm 左右大小,身体其他部位的肿瘤没有变化。吴女士接受了脑部 2 个转移病灶的射波刀治疗,在短短几次治疗后,脑部的症状明显缓解了。

科普小课堂

骨转移是晚期肺癌患者常见的转移部位之一,50%～75% 的骨转移病变会出现症状和体征,如转移部位的疼痛、神经压迫症状、病理性骨折、高钙血症、神经根受损和脊髓压迫等骨不良事件。

对于大多数患者而言，骨转移的治疗目的是姑息性的，治疗的目标是使患者舒适无痛、疼痛减轻甚至疼痛症状完全缓解，并具有独立生活的能力，从而改善其生活质量。放射治疗可以有效治疗骨转移瘤，放射治疗后疼痛缓解率可高达80%～90%，完全缓解率为50%，可以缓解或消除疼痛症状、预防骨不良事件的发生、提高生存质量并延长患者生命。

肝脏也是恶性肿瘤远处转移最常见的部位之一，除了全身治疗之外，局部治疗也非常重要。对于单发的肝脏转移瘤，可以选择手术切除、立体定向放射治疗、射频消融等方法治疗。

脑部是另一个恶性肿瘤远处转移的好发部位，其中以肺癌、乳腺癌、恶性黑色素瘤的脑转移最为常见。随着全身治疗的进步，患者生存时间逐渐延长，使得肿瘤有更多的机会转移到脑部，再加上临床早期诊断影像技术的进步（如广泛使用MRI），脑转移的发生概率不断上升。12%～49%的脑转移患者会出现不同程度的症状（如头痛、精神障碍、定向能力减弱、共济失调、癫痫和语言障碍等），18%～59%的患者会出现不同的体征（如轻瘫、认知功能缺损、感觉异常、视盘水肿和共济失调等）。随着局部治疗手段如手术、立体定向放射治疗技术的发展，以及新的全身治疗药物的出现，脑转移的治疗越来越多样化，部分脑转移患者可以长期生存，因此，针对脑转移患者的个体化治疗显得尤为重要。如果说立体定向放射治疗是肿瘤治疗领域的"头部技术"，那么射波刀就是立体定向放射治疗的首选装备，它专为立体定向放射治疗而生，对于头部、身体的早期肿瘤或者小肿瘤，均可采用射波刀治疗。立体定向放射治疗的优势在射波刀上体现得淋漓尽致：无创、无痛苦，治疗精度高，治疗效果可以和手术相媲美；对年龄、身体条件没要求；不影响工作和生活；几乎没有副作用；治疗时间短，1周左右即可完成治疗；医保能报销。

河南省肿瘤医院　放疗科　刘杨

七、哪些肺癌患者需要接受放射治疗？

"大夫，我刚刚确诊了肺癌，网上说现在治疗肺癌的方法有很多，放射治疗效果也不错，我需不需要做放射治疗呀？"

时代进步了，很多患者通过不同的渠道获得了很多资讯，但是各种治疗手段该如何选择呢？

科普小课堂

对于每一位肺癌患者来说，是否需要采用放射治疗，应该按照肿瘤的规范化治疗原则，根据肺癌的病理类型、分期，以及患者的身体情况而定，以期达到根治性治疗、辅助性治疗或者姑息性治疗的目的。早期适合手术的患者可进行根治性手术，不适合手术的患者，如高龄，合并严重高血压、糖尿病、心脏病等不能耐受手术的患者，或者因为种种原因拒绝手术的患者，则可以行体部立体定向放射治疗（SBRT）。SBRT 是一种比较先进的治疗手段，可以达到和手术相似的疗效。局部晚期肺癌如果有手术切除可能的，可以在新辅助放化疗后手术切除；对于无法手术完全切除的病变，如肿瘤局部侵犯很广，预计新辅助治疗后仍无法达到 R0 切除，或者是多站纵隔淋巴结转移，那么根治性同步放化疗是首选的治疗方案。另外，对于手术没有完全切干净的患者，比如切缘肉眼或者显微镜下有残留的、淋巴结清扫不充分的，需要补充术后放射治疗，以期改善生存；对于合并脑转移、骨转移、上腔静脉压迫综合征的晚期患者，放射治疗可以迅速缓解症状，减轻痛苦。总而言之，目前恶性肿瘤的治疗都有相应的治疗规范，建议肿瘤患者到专业的放射治疗科就诊咨询，了解是否存在放射治疗指征。

河南省肿瘤医院　放疗科　刘杨

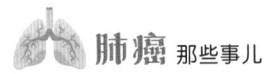

八、放射治疗期间要注意哪些方面？

邵大爷是退休教师，65岁，平素身体挺硬朗，爱喝小酒，偶尔抽烟。2个月前受凉后干咳，最近2周咳痰带血，咳嗽影响夜间睡眠，活动后气短，在当地医院做了胸部CT，发现右肺门占位，考虑为右肺恶性肿瘤。到我们医院住院以后，进行了胸部CT增强、支气管镜下活检，病理检查提示右肺鳞癌。胸部CT显示纵隔淋巴结肿大，已经出现阻塞性肺不张，临床分期为Ⅲb期。经过多学科会诊，考虑到患者有多年冠心病及慢性阻塞性肺疾病病史，建议其进行放射治疗。和患者及家人沟通治疗方案时，我对他们说："考虑到患者既往的慢阻肺、冠心病、心肺功能不好，建议进行适形调强放射治疗，控制肿瘤，缓解肺不张症状。放射治疗的剂量大概是30次，每次2 Gy，每周5次，周一到周五放射治疗，周六、周日休息，预计住院时间大概是45 d。同时进行基因检测及PD-L1表达检测，了解有无靶向治疗及免疫治疗的机会。"

邵大爷一听说要放射治疗，马上说："放射治疗住院时间长不怕，关键是听说放射治疗的辐射特别厉害。日本的核废水排放后，海里面的生物会变异甚至死亡，这放射线会不会也让人变异，影响身体健康呀？"

我说："不会的，自然界当中都存在辐射。一般情况下，低剂量的辐射不会对身体造成危害，剂量过大时的确会对生物的机体造成损害，如切尔诺贝利核电站的爆炸，还有日本排放核污染水等。但是在医学治疗技术中，放射治疗是按照指南和循证医学给出的标准来进行的。治疗剂量主要对肿瘤细胞产生损害，对正常细胞的影响非常小，不会发生较大的辐射损害。另外，在放射治疗中，会监测患者的身体情况，如果发生较严重的放射损伤，会立即停止，并给予对症的治疗。要相信医务人员，相信专业的人干专业的事。"

邵大爷听完解释，听从建议进行放射治疗3周后，咳嗽、气短情况得到了明显改善，但是出现吞咽食物时胸骨后疼痛、烧灼感，夜间明显。考虑放射治疗肺门肿瘤时累及食管，导致食管黏膜损伤，给予制酸、指导饮食、食道口服液、镇痛等综合治疗，症状明显缓解，放射治疗顺利结束，复查CT显示肺门肿瘤明显缩小。邵大爷基因检测显示EGFR 21外显子突变，放射治疗结束后接受了门诊靶向治疗，并定期随访。

科普小课堂

放射治疗，简称放疗，俗称"烤电"，是临床上应用范围比较广泛的一种治疗方式，其原理是各类加速器产生的负π介子、快中子、质子、电子束等粒子或放射性同位素产生的高能射线穿过人体，放射到肿瘤上，其携带的能量被肿瘤组织吸收，从而破坏肿瘤的结构来治疗恶性肿瘤。在1899年，医学界就开展了首例使用X线进行皮肤癌的放射治疗，发展到如今，放射治疗已是恶性肿瘤五大治疗手段（手术、化疗、放射治疗、靶向、免疫）之一。据不完全统计，约70%的癌症患者在疾病治疗过程中需要使用放射治疗手段，其中18%的患者能够通过放射治疗根治肿瘤性疾病。放射治疗的方法在最近几十年的发展中不断成熟，从X线、^{60}Co的二维放射治疗技术，到CT、MRI、PET/CT等影像技术和计算机技术辅助下的三维放射治疗技术、四维放射治疗技术，放射治疗剂量分配也由原来的点剂量发展到体积剂量分配，以及体积剂量分配中的剂量调强，使肿瘤放射治疗效果越来越好，患者的反应越来越轻、生存期越来越长。

为了让射线尽可能地杀伤肿瘤，同时尽可能保护好正常组织、减轻正常组织的损伤，放射治疗医师需要制定放射治疗计划，在患者开始治疗肿瘤前进行CT或MR扫描定位肿瘤位置，在放射治疗计划系统中进行靶区勾画，同时勾画出需要治疗的肿瘤区域和需要避开的正常组织和器官，设计肿瘤照射野的数量、放射线入射角度，以及各个方向射野的剂量权重等，最后将设计好的计划传到放射治疗设备如直线加速器中，让加速器执行设定计划开始放射治疗。

放射治疗设备产生的放射线可以杀伤肿瘤细胞，也会对照射范围内的正常组织造成损伤，导致放射治疗副作用的发生，如恶心呕吐、食欲下降、皮

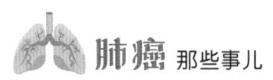

肤损伤、黏膜反应、腹泻等症状。一般经过对症处理，其症状大多数可以缓解及痊愈。放射治疗作为治疗肺癌的一种主要方法，其在已逾百年的发展史中，不断用科技进步带动放射治疗技术的更新及提高。肿瘤放射治疗的精准化推动了三维适形、调强放射治疗、立体放射外科、质子和重离子放射治疗等技术的发展，不但能带来最大化的治疗效果，同时能尽可能地减轻放射线对正常组织和器官的损害，极大地降低副作用。

《孙子兵法·谋攻篇》有云："知己知彼，百战不殆。"患者需要咨询专业的医生，详细了解常用的抗肿瘤治疗方式；还要了解放射治疗的优点，以积极的心态配合治疗。通过放射治疗，再配合其他抗肿瘤治疗，能取得更好的疗效。

三门峡市中心医院　肿瘤科　张向前

九、放射性粒子植入后的辐射对家人有影响吗？

王大爷因为咳嗽、咳痰来到我院，做胸腹部增强CT检查显示右肺下叶占位，大小约38 mm×29 mm。在CT引导下行右肺占位穿刺活检术，术后病理提示腺癌。王大爷随后接受了化疗及靶向治疗，然而副作用比较大：全身乏力，不能下床活动，复查CT疗效也不理想，肿块较前有所增大。经与介入科讨论，建议王大爷接受"CT引导局麻下行右肺肿瘤放射性^{125}I粒子植入术"，术后王大爷的症状明显改善，右肺肿瘤病灶也较前缩小了。

科普小课堂

放射性粒子植入治疗属于放射治疗的一种类型。目前临床应用的放射粒子主要是^{125}I，这种物质能释放低能伽马射线对肿瘤细胞进行直接杀伤。

^{125}I 粒子植入又称体内"伽马刀"或"粒子刀"。^{125}I 是碘元素的同位素，在其衰变过程中能够持续释放低剂量的 γ 射线，直接作用于 DNA 分子链，导致 DNA 链断裂，引起细胞损伤和凋亡。该方法是利用放射性粒子在肿瘤局部持续给予低剂量射线内照射，直接抑制肿瘤细胞的有丝分裂，使肿瘤细胞集聚在 G2 期，间接使局部水分子电离产生自由基，自由基引起肿瘤细胞损伤。

^{125}I 是一种人工合成的同位素，外包壳材料为与人体组织相容性较好的钛管或钛基镍管，外径 0.8 mm，长度 4.5 mm，壁厚 0.05 mm，内核材料银丝尺寸为 ϕ0.5 mm×3 mm，银丝表层镀有放射性核素 ^{125}I。这种放射性粒子的最大辐射半径为 17 mm，发射出 X 射线和 γ 射线，能量为 27.40～31.50 keV，是一种低剂量率照射材料。由于粒子放射活度小，肿瘤局部照射持续时间长，对肿瘤细胞的杀伤力强，肿瘤范围之外剂量锐减，减少了周围正常组织的损伤，可最大限度地保留肺功能。^{125}I 粒子主要通过影像学引导植入，CT 的空间和密度分辨率较高，可全方位显示病灶及其邻近结构，已广泛用于治疗各部位的病灶。放射性 ^{125}I 粒子具有植入靶区定位精确，增加了目标区域辐射剂量，对正常组织辐射损伤小，可对进入不同分裂周期的肿瘤细胞进行不间断低剂量照射，提高生物效应等优点，并且半衰期短、活性低、能量低、易防护。但同时存在一些并发症，如慢性阻塞性肺疾病、肺气肿及肺大疱患者出现气胸。对于非小细胞肺癌患者，病情分期越早，治疗效果越好。鳞状细胞非小细胞肺癌对 ^{125}I 放射性粒子治疗更为敏感。

很多人觉得，把放射性物质植入体内就成了一个移动的放射源，担心会不会对家人造成辐射。实际上，这种粒子的辐射半径小、能量较低，正常人短时间接触没有太大问题；与孕妇和孩子保持 1 m 以上的距离，基本没有辐射问题；在家穿一件 0.25 铅当量的铅衣，可以 100% 遮挡住辐射。粒子植入经过 6 个月以上，辐射基本衰减，对周围组织基本没有影响。

郑州市第三人民医院　肿瘤内科　曹旸

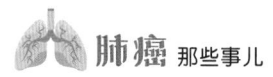

十、肺癌的介入治疗

黄阿姨，60岁，为人和善，近日体检时，胸部CT提示肺占位性病变，进一步完善检查确诊为肺癌，因此每天闷闷不乐。

王先生见状问："黄阿姨，最近见您老是不高兴，您怎么了？"

黄阿姨说："最近确诊为肺癌了，而且已经发生转移，不能做手术了。我听说行放化疗对身体损伤很大，而且会脱发，我不想进行放化疗。"

王先生说："我了解到还有一种治疗肿瘤的方法是介入治疗，不知道您听说过没有？"

黄阿姨说："这是什么治疗？我没听说过。我可以做这种治疗吗？"

王先生说："介入治疗是指在影像学引导下，采用物理方法，以肿瘤为靶心，直接毁损肿瘤，最大限度地灭活靶区的肿瘤细胞及其周围 0.5～1 cm 的正常组织，同时最大限度地保护正常肺组织的局部治疗技术，具有靶向性、创伤小、可重复、安全性良好等优势。如果您没有严重心脑血管病、肝肾衰竭，是可以做的。"

科普小课堂

肺癌是世界上最常见的癌症，也是癌症致死的主要原因之一，早期诊断和治疗具有至关重要的临床意义。

对于肺癌，首选手术治疗，但其起病隐匿，多数患者确诊时已是中晚期，失去了手术治疗的机会。临床对这类肺癌多采用放射治疗、化疗等综合治疗，但部分肺癌存在对放化疗不敏感或毒副反应大的问题。

近年来，微创介入技术的不断发展和完善为肺癌治疗提供了更多的选择，通过介入治疗可以有效缓解症状，提高患者生活质量，延长生存时间。肺癌的介入治疗主要包括血管性介入治疗和非血管性介入治疗2种治疗方式。血管介入治疗主要有动脉血管插管与结扎及静脉血管内药物灌注与栓塞术，非血管介入治疗主要是消融治疗和放射性粒子组织间植入。

虽然介入治疗方法很多并且具有很大优势，但并非适用于所有患者，介入治疗也有其适应证及禁忌证。

介入治疗的适应证：已经失去外科手术治疗指征的中晚期肺癌患者；无法耐受外科手术的肺癌患者；外科手术有难度的肺癌，术前进行介入治疗，以短期缩小肿瘤后进行外科手术治疗，减少手术难度并提高疗效；肺癌合并咯血者；不能耐受全身静脉化疗的患者，特别是老年肺癌患者；中央型肺癌、动脉血供丰富和巨大的周围型肺癌疗效更佳。

介入治疗的禁忌证：恶病质或心、肺、肝、肾功能衰竭，高热、严重感染或白细胞计数明显低下（低于 $3×10^9/L$），严重出血倾向和碘过敏等血管造影禁忌证。

郑州市第三人民医院　肿瘤内科　曹旸

十一、肺癌患者的肿瘤侵犯血管，存在大咯血风险怎么办？

徐大爷被确诊为肺癌晚期，因肿瘤侵犯了主支气管及大血管，失去了手术治疗的机会，医生建议行放射治疗+化疗，但徐大爷咯血较重，同时伴有胸闷、气喘，与介入科会诊后，考虑到徐大爷的咯血与肿瘤侵犯血管相关，存在大咯血致死风险，建议行支气管动脉造影+灌注化+栓塞术。手术很顺利，术后徐大爷的咯血、胸闷、气喘等症状得到了明显改善，他也顺利接受了后续的放化疗。

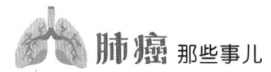

科普小课堂

随着肿瘤介入治疗的开展和研究，当肿瘤侵犯血管时，经血管介入治疗已逐步应用于临床，成为肺癌非手术治疗的常用方法之一。血管介入治疗通常是局部麻醉后经皮肤穿刺动脉后插入导管，找到肿瘤供血血管后，将化疗药物和液态栓塞剂混合进行肿瘤供血血管的栓塞，达到增加抗肿瘤的效果且降低全身药物副作用的目的，主要有经支气管动脉化疗药物灌注术、经支气管动脉栓塞术、支气管动脉化学栓塞术。

1. 经支气管动脉化疗药物灌注术

经支气管动脉化疗药物灌注术是指经皮将导管选择插管至肺癌的供血动脉内（多为支气管动脉），一次性或保留导管持续灌注化疗药物。由于经支气管动脉化疗药物灌注术是将化疗药物直接注入肿瘤供血动脉内，使血药浓度快速达到高峰，仅使瘤区的药物浓度成倍增加，不增加外周药物浓度，从而减少了外周组织的不良反应。另外，由于局部药物与血浆蛋白结合率较低，瘤区游离药物浓度增高，进一步增强了化疗药物的抗肿瘤作用。根据肿瘤的组织学类型选择化疗药物，采用多药联合的原则，非小细胞肺癌多选用铂类、紫杉醇、多西他赛、氟尿嘧啶、吉西他滨等，常选择2～3种联合使用。经支气管动脉化疗药物灌注术可以降低肿瘤负荷，缓解症状，降低药物副作用。

2. 经支气管动脉栓塞

经支气管动脉栓塞是指经皮将导管选择性插至肺癌供血动脉内，给予各种栓塞材料（如微球、聚乙烯醇颗粒PVA、明胶海绵等），对肺癌供血动脉分支进行栓塞，既可阻断肿瘤的血供，使细胞缺血缺氧坏死，也可增加药物的滞留而增强药物的细胞毒作用。

3. 支气管动脉化学栓塞术

支气管动脉化学栓塞术是指经皮将导管选择性插至肺癌的供血动脉内，灌注化疗药物，然后进行栓塞。或者使用药物洗脱微球、碘化油乳剂对肺癌供血动脉分支进行栓塞，这样不仅可阻断肿瘤血液供应使肿瘤缺血坏死，还可使肿瘤组织内药物较长时间保持高浓度,而高浓度抗癌药物不但能阻止癌细胞合成,还能产生细胞毒性作用,进一步破坏癌细胞。

总之,肿瘤的介入治疗作为恶性肿瘤综合治疗中的重要组成部分,发挥了更加重要的作用。肿瘤微创介入精准靶向的优势特色,可显著延长不愿手术、不能手术、治疗后复发肿瘤患者的生存期,提高其生活质量。

郑州市第三人民医院 肿瘤内科 曹旸

十二、PICC 知多少

肿瘤科王护士与其分管的患者李阿姨十分熟悉,李阿姨就是在王护士的疏导下,接受了自己患病的事实并树立了战胜疾病的信心。但是今天,李阿姨又愁容满面的,这是为什么呢?

王护士:"李阿姨,今天怎么闷闷不乐的?"

李阿姨:"今天经过多学科会诊,我的治疗方案终于出来了,需要接受大约6个月的化疗。医生建议我置入PICC,我害怕这个'小手术'疼,而且携带那么长时间多不方便,哪能没有并发症?"

王护士:"原来是因为这个呀。李阿姨,您不用担心,虽然导管留置于体内的时间相对较长,但并不会很疼,因为静脉是感受不到疼痛的,只是在穿刺的时候会有一些疼痛的感受,疼痛程度与我们熟悉的钢针或者留置针穿刺时的疼痛程度相仿。导管一般留置于上臂,不会对正常的生活有太大的影响。置管后我会给您讲解相关注意事项,来预防并发症的发生,您就放宽心吧。"

那么,什么是PICC呢?置管后的李阿姨又该注意些什么呢?我们一起来学习一下吧!

科普小课堂

1. 什么是PICC？

PICC是经外周静脉置入中心静脉导管的英文缩写，通俗来说，就是从身体四肢的某些符合要求的静脉（一般选择上肢，新生儿还可选择头部或者耳后的静脉）送入一根特殊材质的导管，将导管尖端送至心脏入口处大静脉（上腔静脉或下腔静脉），末端留置于体表，可用于任何性质的药物输注（注意：除耐高压导管外，不应用于高压注射造影剂和血流动力学检测），为需要中长期输液（静脉输液＞7 d）的患者提供了安全的静脉通路。

2. 与钢针、留置针相比，为什么说PICC更安全？

PICC一次穿刺后可以反复使用，避免了反复穿刺造成的疼痛、静脉损伤等；导管材质柔软，一般不会滑出血管而造成药物外渗；导管尖端位于大静脉，避免了化疗药等刺激性较大的药物与外周静脉的直接接触，加上大静脉血液流速更快，可以迅速稀释药物，减轻药物对血管的刺激，有效保护静脉，同时减轻患者的痛苦，提高患者的生活质量。

3. 既然PICC更安全，是不是说PICC优于钢针、留置针呢？

目前，临床应用的静脉输液工具种类较多，每种输液工具都有相应的适用范围及风险，在满足治疗需要的前提下，应选择管径最细、管腔最少、创伤性最小的输液工具，并且随时评估留置的必要性。合适的才是最好的，应根据患者的治疗方案、治疗时间、血管条件、伴随疾病、个人意愿等，与医疗团队充分沟通，选择最适当的静脉输液工具进行输液治疗。

4. 携带PICC需要注意什么才能减少并发症的发生？

携带PICC需要注意以下方面，以减少并发症的发生。

（1）正常情况下，PICC需每周维护1次，应由接受过相关培训的专业护士进行。

（2）在病情允许的情况下，尽量多喝水，每日饮水量2000 mL左右。

（3）日常活动不受影响，请每日做松握拳动作，用力握拳3s，松开，重复动作，每日300次。

（4）置管肢体请勿提大于5 kg重物，勿做用力甩臂或幅度过大的动作。尽量不用置管侧胳膊抱孩子、拖地等，睡觉时尽量不长时间压迫置管肢体。

（5）穿脱衣服时，先穿带管肢体，后脱带管肢体。注意保护导管外露部分，不牵拉，以免导管脱出，影响正常使用。

（6）避免游泳和盆浴，可淋浴。淋浴时，使用干毛巾和保鲜膜在导管周围缠绕保护，或购买PICC保护套，淋浴后及时到医院维护导管。

（7）注意观察局部情况，如发现穿刺局部红、肿、痛、瘙痒，有出血、分泌物等，贴膜有卷边、松脱、污染等，导管回血、破损、断裂等，或出现不明原因的发热等，请及时与医护人员取得联系，并到医院进行处理。

正常情况下，PICC有效期为1年，大部分时间需要居家携带，所以应牢记携带注意事项并遵照执行，预防并警惕并发症的发生，充分发挥其功能。出现特殊情况，要及时就诊。

新乡医学院第一附属医院　肿瘤内科　范瑞娟

十三、针尖手术，快速消融——微波消融术

34岁的朱先生体检时发现左肺下叶磨玻璃微结节，因为其父亲就是因肺癌去世的，所以他异常焦虑担心，无法正常生活和工作。经与患者充分沟通后，行肺结节微波消融治疗（通过一根针扎到结节部位，使结节及周围温度达到120～150℃，瞬时杀灭结节内细胞，达到根治目的）。1个月过去了，复查CT显示结节明显吸收，目前已经恢复正常生活，只需要每年正常体检就可以了。

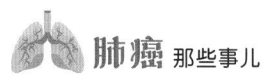

科普小课堂

随着低剂量螺旋CT筛查项目的广泛开展，越来越多的肺结节被发现。对于肺结节的处理原则，所有专家的一致意见为随访观察和外科手术切除。

外科手术的发展，使早期肺癌的治疗疗效、术后并发症和死亡率有了一定的改善，但是仍面临诸多问题：①手术导致肺功能损失；②术后良性病变可能；③高龄患者无法耐受手术治疗；④多原发肺癌不能完全切除，等等。

微波消融术作为一种精准的微创技术已经应用于早期肺癌的治疗，近年来，无论是国内肿瘤学大会还是国际各大指南，都推荐这项微创技术。该技术具有安全性高、复发率低、创伤小、可重复性强、临床适用范围广等特点。

那么，肺结节微波消融术适合人群有哪些呢？

①因心肺功能差或高龄不能耐受手术切除；②拒绝行手术切除；③外科切除后又新出现的病灶或遗留病灶，患者无法耐受再次手术或拒绝再次手术；④多发磨玻璃影（先消融主病灶，其他病灶根据发展情况考虑再次消融）；⑤各种原因导致的重度胸膜粘连或胸膜腔闭锁；⑥单肺（各种原因导致一侧肺缺如）；⑦重度焦虑，经心理或药物治疗无法缓解。

郑州市中心医院　呼吸科　李国燕

十四、肺癌术后要不要化疗？

张大娘1个月前在医院做了右肺腺癌根治手术，手术做得很成功，医生告诉她和老伴："回家休养1个月，身体恢复了还要再来医院接受化疗！"

转眼一个月过去了，张大娘吃什么都香，一口气可以走很远的距离，但一想起医生说要去医院接受化疗，心里就不高兴。她对老伴说："老头，还记得咱隔壁床那个老太太不？临走我还听见医生和她说，她做了手术不用化疗，那为啥我要化疗呢？听说化疗还挺伤身体的！"

"那肯定每个人的病情不一样呗，咱还是要听医生的话，他们知道的肯定比咱多。我一会儿给医生打电话约张床位，问问什么时候去方便。"老爷子笑呵呵地说。

科普小课堂

肺癌分为非小细胞肺癌和小细胞肺癌，下面分别了解一下两种肺癌的辅助治疗。

非小细胞肺癌完全切除术后要不要化疗，首先要结合患者术后具体的病理分期而定。一般来说，对于ⅠA期患者不建议辅助化疗；ⅠB期（包括有高危因素的肺癌）由于缺乏高级别证据支持，一般不推荐辅助化疗；ⅡA期、ⅡB期、ⅢA期及部分ⅢB期（pT3N2M0）患者术后要接受含铂双药方案的辅助化疗。其次要考虑患者的体质状态。PS评分0~1分可以接受辅助化疗，PS ≥ 2分的不推荐化疗。根据基因状态，对于ⅠB期到ⅢA期患者，如果是EGFR敏感突变阳性患者，还需要接受辅助靶向治疗。

小细胞肺癌因为特殊的生长方式和预后，多数不适合手术治疗，即使通过手术治疗，术后也要接受辅助化疗，部分患者还要接受纵隔淋巴结的放射治疗。

信阳市中心医院　肿瘤内科　尚可

十五、晚期肺癌患者不愿意或者不适合化疗怎么办？

李女士今年47岁，因为咳嗽、咳痰、腰痛2个月来医院治疗。经过1周的检查，明确诊断为左肺腺癌伴纵隔淋巴结、左侧肾上腺转移，不适合手术治疗。李女士过去从不吸烟，还在歌舞团工作，对待疾病比较乐观，但一想到化疗会大把大把地掉头发，很多人吐得苦胆都出来了……她心里害怕极了，本能驱使着她不愿意接受化疗。这样的想法折磨得李女士吃饭不香，觉也睡不安稳了。

王医生告诉她："首先，晚期肺癌目前的治疗手段包括化疗、靶向治疗、免疫治疗、抗血管生成治疗，局部还可以放射治疗或者消融治疗，并不是所有的人都需要化疗；其次，因为你是肺腺癌，既往又不抽烟，所以需要进一步完善基因检测，等待结果出来之后才能制定详细的治疗方案。"听了王医生的话，李女士紧张的情绪明显有了缓解。后基因检测发现，李女士为ALK融合阳性的患者，王医生给她开了ALK-TKI靶向药，让她回家吃药治疗。1个月后李女士返院复查，左肺病灶及纵隔淋巴结、左侧肾上腺病灶都明显缩小了。

科普小课堂

（一）手术

其实有些局部晚期的肺癌，依然可以通过手术作为根治性治疗的基础。尤其是有些病例可以通过术前的化疗治疗（可以称之为新辅助治疗），将肿瘤分期降级后，再行手术切除。

（二）化疗

化疗，顾名思义，是指使用化学药物治疗。对于不同类别的肺癌，比如鳞癌、腺癌、小细胞癌等，它们各自有着不同的化疗方案。病患和家属主要的顾虑在于难以承受相关的副作用。事实上，随着药物研发的不断进步和使用经验的不断积累，相关并发症的发生率普遍降低，也有不少辅助药物可以协助降低副作用的发生率。一般使用方法为静脉输液，每21～28 d为1个周期，使用4～6个周期。部分化疗药物还可以用于维持治疗。

（三）放射治疗

放射治疗俗称照光。患者按照放射治疗医师设定好的放射治疗计划，每天去机器里照一下光。相对于化疗来说，放射治疗的副作用可能更容易被病患接受，其主要是白细胞下降、放射性肺炎等一系列免疫力下降的表现。治疗时长为 10～35 d。

（四）靶向治疗

靶向治疗是指在细胞分子水平上，针对已经明确的致癌位点的治疗方式。肺癌中的常用位点是 EGFR、ALK、ROS-1、V600EBRAF、NTRK 等。由于该治疗是针对特定位点，因此治疗前需要评估该位点的情况是否符合用药要求，需要患者做好用药前的基因检测工作。如果结果显示基因突变符合用药要求，则治疗将以每日口服的形式进行，病患较易接受，副作用多为腹泻、皮肤湿疹等；如果检测结果不符合用药要求，则不建议使用。EGFR-TKI 代表药物有奥希替尼、阿美替尼、伏美替尼、贝福替尼等，ALK-TKI 代表药物有阿来替尼、恩沙替尼、劳拉替尼等，ROS-1 代表药物有克唑替尼、恩曲替尼，V600EBRAF 代表药物有达拉非尼、曲美替尼，NTRK 代表药物有恩曲替尼、拉罗替尼。

（五）免疫治疗

免疫治疗是指通过药物激活人体的免疫系统，让人体自身的免疫细胞成为真正的抗癌武器。肺癌的免疫治疗，多是指肺癌免疫检查点抑制剂治疗，通俗地说就是通过药物标记肿瘤细胞，让人体自身的免疫细胞重新识别并攻击它。副作用情况与化疗不完全相同，且发生率不高。代表药物有 PD-1 的单克隆抗体，如帕博利珠单抗、纳武利尤单抗、信迪利单抗、卡瑞利珠单抗、替雷利珠单抗等；还有 PD-L1 的单克隆抗体，包括度伐利尤单抗、阿替利珠单抗、阿得贝利单抗等。使用方法为静脉输液，每 21～28 d 为 1 个周期，可长期使用，也可与化疗合用或单用。

（六）抗血管生成治疗

抗血管生成治疗，顾名思义，就是通过抑制肿瘤血管生成过程中的关键步骤，阻断肿瘤血管生成，让肿瘤没有血供而坏死。这类药物的主要副作用与出血相关，发生率较低，患者多能接受。使用方法也为静脉输液，每

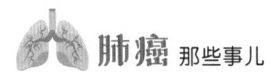

21～28 d 为 1 个周期，可与化疗合用或单用。

综上所述，晚期肺癌的治疗手段众多，医学领域不断开发新的药物，优化各种治疗方案，每个人都是独立的个体，都需要根据自身的情况实施个性化治疗。

信阳市中心医院　肿瘤内科　尚可

十六、精准射靶，箭无虚发
——肺癌的靶向治疗

提到癌症，大家都不陌生，甚至"谈癌色变"，而癌症晚期更是令人唏嘘。据统计，肺癌的发病率在众多癌症中居首位，且致死率较高。大约 70% 的患者确诊时已经是局部晚期或晚期，因此无法根治性切除，治愈率较低，严重威胁着人类的身心健康和生命安全。

科普小课堂

治疗晚期肺癌的常用方式就是化疗，然而传统化疗药物都是非选择性的，副作用较大，所以就有了新的治疗方式——靶向治疗。所谓靶向治疗，就是利用药物"精准"作用于癌细胞，而不会对正常细胞造成伤害。也就是把癌细胞看作靶子，把癌细胞的特定特征看作靶心，将药物比作瞄向靶心的导弹，药物能瞄准特定的病变部位，并在目标部位蓄积以发挥有效作用，所以靶向药物针对性更强、毒副反应更低、疗效更优。

总的来说，靶向药物治疗是精准治疗，通过识别肿瘤细胞致癌基因位点的信号通路，精准打击肿瘤细胞，而不会伤害正常细胞。随着对肺癌尤其是非小细胞肺癌的研究，研究者开发了专门针对这些靶点的药物，用于治疗晚期肺癌，这些药物可单独使用，也可与化疗联合使用。

常见的靶向药物种类：① 靶向肿瘤血管生成的药物，如贝伐珠单抗；② 靶向 EGFR 基因改变的药物，如吉非替尼、奥希替尼；③ 靶向 ALK 基因改变的药物，如克唑替尼；④ 靶向 ROS1 基因改变的药物，如塞瑞替尼；⑤ 靶向 BRAF 基因改变的药物，如达拉非尼；⑥ 靶向 RET 基因改变的药物，如塞尔帕替尼；⑦ 靶向 MET 基因改变的药物，如卡马替尼；⑧ 靶向 NTRK 基因改变的药物，如拉罗替尼。

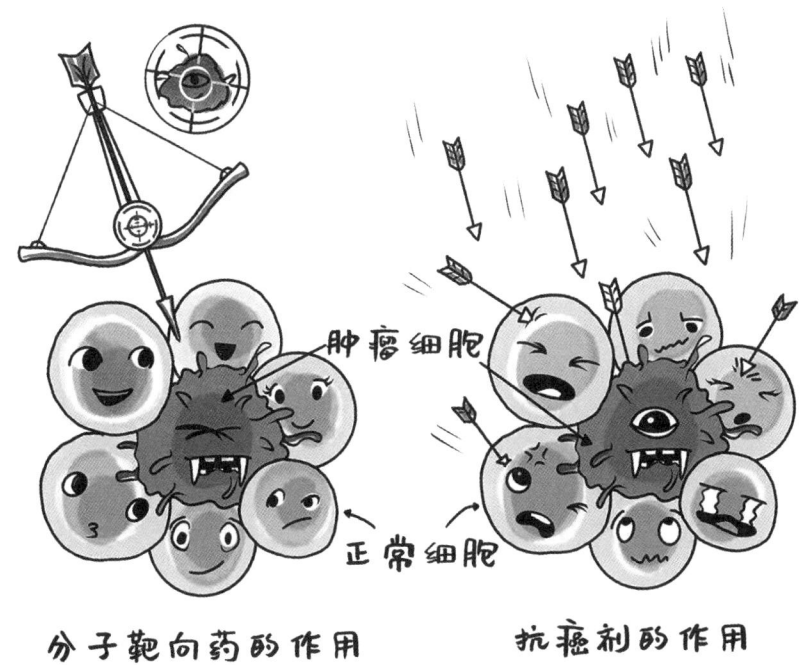

分子靶向药的作用　　抗癌剂的作用

既然靶向药物这么好，那么是不是每个人都适用呢？当然不是。在使用靶向药物前，必须先进行基因检测，明确癌细胞的突变类型，找到精准作用的靶点，只有相应基因突变的患者，才能成为靶向治疗的适用对象。

需要做基因检测的患者：① 中晚期肺腺癌患者；② 肺腺癌经过治疗后进展的患者；③ 不抽烟，活检证实的肺鳞癌患者；④ 非早期肺腺癌术后患者。在最新的权威指南中，靶向治疗已经开始向早期肺癌术后辅助治疗"进军"。因此，经过筛选以后，不仅是中晚期肺癌患者可以使用靶向治疗，早期肺癌术后患者也可使用靶向治疗。

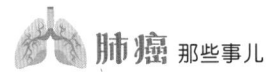

靠向治疗为肺癌患者的长生存带来了曙光，即使是晚期肺癌，通过服用合理的药物，也能获得更长的生存期，部分患者可以活3～5年，有的患者甚至可以活过10年。在靶向药面世初期，由于其价格昂贵，老百姓难以承受这样的经济负担，只能望而却步，但随着靶向药物的应用越来越成熟，以及药物的国产化，很多靶向药已经大幅度降价，并且进入大病医保，这让靶向药物不再是老百姓遥不可及的治疗方法。

即便有好的药物，恶性肿瘤目前仍是一种无法治愈的疾病，所以降低肿瘤发病风险才是最关键的。肿瘤科医生建议：规律生活，适量运动；合理饮食，减少外卖；戒烟，远离吸烟人群；高危人群定期复查胸部CT；放松心情，适当社交。

巩义市人民医院　肿瘤血液科　乔泉辉

十七、靶向药可以停用吗？

科普小课堂

靶向药物以口服药物为主，不良反应低于化疗，并且患者治疗时不需要住院，甚至年轻的患者还可以正常参加工作和学习。自10余年前第一款针对肺癌的靶向药上市，越来越多的药物靶点被发现，迄今为止已有几十种针对肺癌的靶向药可以选择。有些患者对靶向药的疗效非常好，肿瘤病情长期稳定。所以有人会有这样的疑问：吃了这么久的靶向药，肿瘤也没有复发或进展，那可不可以停药呢？

靶向药究竟能不能停药，还要细分患者具体病情：早中期的肺癌患者，可以行根治性手术切除的，如果医生评估术后有复发的风险，同时存在EGFR

基因敏感突变,会建议患者口服埃克替尼或者奥希替尼靶向药物治疗。在术后的随访中,口服埃克替尼2年内肺癌没有复发就可以停药了,口服奥希替尼治疗3年内肺癌没有复发也可以考虑停药。针对其他靶点(比如ALK、ROS1等)的术后辅助治疗能否采用靶向药物,以及这些靶点的靶向药物用药时长都还在临床研究探讨阶段。

对于晚期肺癌患者,靶向药物治疗是一种持续性治疗,如果出现靶向药物的严重不良反应,要暂停用药,等不良反应纠正后,再和医生讨论是否重启靶向药。如果在用药过程中,肿瘤病情全面进展,则需要更换治疗方案,停用当前使用的靶向药。对于不良反应能够耐受、肿瘤病情稳定的患者是不建议停药的。以EGFR-TKI为例,停药1周时间,体内就几乎检测不到有效的靶向药物浓度了。肿瘤细胞失去了靶向药的抑制作用,可能在短时间内快速增殖,导致原有病灶长大,甚至出现新增的转移病灶,所以治疗有效的晚期肺癌患者需要持续用药,不建议随意停药。

河南省肿瘤医院　肿瘤内科　王莉莉

十八、肺癌靶向治疗和免疫治疗已经很先进了,还需要化疗吗?

5年前,老张刚被诊断为肺癌的时候非常沮丧。当他知道肿瘤分期很晚,已经不能做手术时,感觉天都暗了下来。之后的几天,老张都从自己想象的种种化疗副作用的噩梦中惊醒。很快他的基因检测结果出来了,有EGFR基因突变!当医生告诉他可以不用化疗,只需要1 d吃1片药就能治疗疾病的时候,老张既惊喜又担心。2个月之后他迎来了首次复查,检查结果显示疾病控制得非常好,肿块几乎消失了!老张恢复了自信,继续去单位上班。

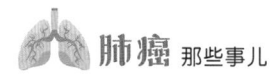

2年前老张退休了,开始享受退休生活。他爱上了钓鱼,并结识了很多钓友,经常一起去钓鱼、闲聊。其中有一个钓友叫老刘,上班的时候是单位的笔杆子,老张感觉和老刘聊天很愉快,相似的工作经历让他们有了说不完的话题。前段时间老刘开始咳嗽,还越来越重,他以为是自己烟抽得太多,也没在意,但当有一天口吐鲜血的时候,老刘还是吓坏了。老张拉着老刘就去了医院。

医院检查发现老刘的肺上也长了一个很大的肿块,而且已经不能进行手术切除了。老张安慰老刘说:"你看我这个瘤子都长了好几年了,每天就吃1片药,啥都不影响。我要是不说,你是不是都不知道我有肺癌?"听了老张的安慰,老刘感觉有了一些希望。住院后老刘开始各项检查,在这期间,他和同病房的老李交流了很多。老李也是肺癌,没有基因突变,不能使用靶向药物治疗,但他属于PD-L1高表达的患者,适合免疫治疗。老李也没有打化疗,而是单独使用了一种免疫治疗的药物。经过2年的治疗,他的肺部病灶完全消失,现在已经彻底停药,这次来复查的结果非常好,达到了让肿瘤消失的效果。这再次让老刘看到了更大的希望——不能手术的晚期肺癌竟然还能被治愈!

老刘的检查结果很快也出来了,他并没有基因突变,而且,他的PD-L1表达并不高。主治医生根据老刘的检查结果制定了化疗联合免疫治疗的方案。一听到这个方案,老刘很悲观地说:"他们都没有打化疗,还都取得了那么好的效果,我要是打化疗会不会很痛苦,而且活不了太长时间啊?"

王大夫为老刘详细讲解了什么是化疗,到底为什么需要化疗。

科普小课堂

化疗在肺癌治疗中扮演着重要角色,可以通过杀死癌细胞、减缓肿瘤生长、减轻症状,以及提高患者生存率达到治疗目的。一般来说,肺癌化疗主要是指使用细胞毒性药物,通过杀死快速分裂的细胞来发挥作用。化疗方案通常由多种药物的组合和给药时间表组成,旨在最大限度地杀死肿瘤细胞的同时减少对正常细胞的损害。肺癌化疗在肺癌的治疗中具有重要地位,通过合理选用化疗药物和制定个性化治疗方案,可以有效地控制肿瘤生长、改善症状并提高患者生存率。

虽然有了靶向治疗和免疫治疗等更新的治疗手段，但是化疗在肺癌的治疗中还是处于基石地位。有部分患者单独使用靶向治疗或者免疫治疗效果不是很好，这个时候化疗就成了"好帮手"，它可以帮助消灭那些对靶向治疗不太敏感的肿瘤细胞。在免疫治疗中更是如此，通过化疗可以激活肿瘤免疫，使疗效更好。

过去大家往往担心化疗的不良反应，但是随着抗肿瘤药物的发展和支持治疗的进步，特别是通过创建"无呕病房""无饿病房""无痛病房"等，化疗的体验越来越好，很多患者甚至可以通过"日间化疗"病房白天到医院进行治疗，晚上回家休息。

许昌市中心医院　肿瘤科　王鹏远

河南省肿瘤医院　肿瘤内科　武迎喜

十九、肿瘤患者肺部感染了还能化疗吗？

杨老太被确诊为晚期肿瘤，今天到化疗时间了。"大姐，你这是怎么了？感冒了？"隔壁床王奶奶问。"前天出去买饭着凉了，一直咳嗽，浑身发冷，李大夫让我拍了个片子，抽了血，一会儿查房，我问问情况。"杨老太说。

"大娘，你胸部CT结果出来了，血象也高，是肺部感染了，今天不能上化疗了！"医生查房说道。杨老太激动地说："大夫，这咋办？今天到化疗时间了，不上化疗，我的病咋治呀？""你肺部感染了，现在上化疗不安全，需要把感染治好了再上化疗。"医生耐心地解释。

杨老太："那我这病是不是就耽误了？大夫，能不能一边治我的感染，一边化疗啊？"

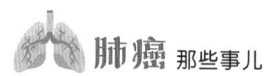

医生:"你肺部感染,免疫力下降,这时候上化疗药对于身体就是雪上加霜。肺部感染不及时治疗是会要命的,还是要先治肺部的感染。"

科普小课堂

肺部感染通俗地说就是肺部有炎症,一般是由细菌、真菌、病毒、衣原体、支原体等微生物感染引发的。常见肺部感染的症状有发热、咳嗽、咳痰,严重时可能会出现咯血,甚至呼吸困难。肺部感染以后,患者本来就体质虚弱,再加上感染本身存在发热、咳嗽甚至恶心、食欲不振等症状,导致免疫力进一步下降,使体质进一步变差。

肿瘤化疗是治疗肿瘤的一种手段,临床上是通过化学药物来杀灭肿瘤细胞。化疗对于肿瘤患者来说是一把双刃剑,它可以杀灭肿瘤细胞,同时也会带来一系列副作用,其中最常见的就是血中白细胞计数降低,导致机体抵抗感染的能力下降。

所以肿瘤患者在肺部感染期间,特别是急性期,不建议继续化疗。如果感染期间化疗,会对患者机体带来严重损害,引起感染不好控制,治疗效果不佳,延长感染的治疗时间,造成细菌耐药,甚至出现感染性休克等危及生命的情况,非常危险!

河南省肿瘤医院 药学部 于卫江

二十、肺癌的免疫治疗

科普小课堂

晚期肺癌的主要治疗手段包括化学治疗、放射治疗、靶向治疗、免疫治疗及中医中药治疗,其中的免疫治疗被誉为癌症治疗的第三次革命。一起来全面了解肺癌的免疫疗法吧。

（一）免疫治疗和化疗、靶向治疗有何不同？

免疫治疗主要通过激活人体的免疫系统来增强免疫细胞识别和抗肿瘤能力，依靠自身的免疫机能杀灭肿瘤细胞，与传统化疗或靶向治疗有一个本质区别：它针对的是免疫细胞，而不是癌细胞。

正常情况下，机体的免疫系统就像"警察"，时刻在人体内寻找"不法分子"（病原体或癌细胞）并加以消灭。但是，癌细胞很"聪明"，它会通过在细胞表面表达PD-L1伪装成"好人"，躲避免疫细胞的捕捉，不受控制地增殖。PD-1或PD-L1单抗通过阻断癌细胞表面PD-L1与T细胞表面PD-1结合，使癌细胞能够重新被机体的免疫系统识别，从而达到杀伤肿瘤细胞的作用。

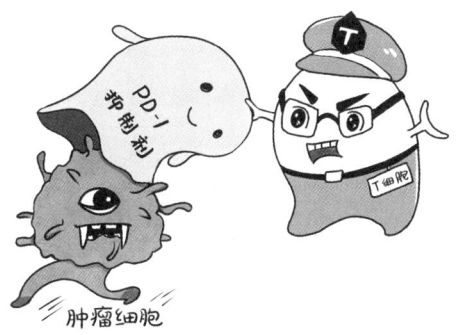

（二）免疫治疗的优势有哪些？

免疫治疗在晚期肺癌的一线治疗中占有非常重要的地位，较单纯化疗的有效率和生存率均明显提高。免疫疗法通常需要较长的时间才能产生效果，这些效果即使在治疗停止后仍然会持续很长时间，这就是免疫疗法极为独特的"拖尾效应"。一旦起效，其可表现为长期有效。与传统化疗相比，免疫治疗的不良反应发生率较低，对于一般情况较差或高龄的患者，免疫治疗可较化疗发挥其独特的优势。

总而言之，免疫治疗起效的患者，能够活得更长、活得更好。

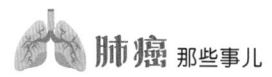

（三）免疫治疗这么好，人人都能用吗？

以 PD-1 单抗为代表的免疫治疗，并非人人可用。EGFR/ALK 基因阳性患者疗效不佳，治疗前需要相应的生物标志物作为指导。

另外，在免疫治疗开始之前，一定要对患者的器官功能做一个全面的评估。合并有自身免疫病，如系统性红斑狼疮、白塞病、干燥综合征、血管炎等，或者平时需要使用大剂量免疫抑制剂药物，如接受器官移植的患者，目前的结论普遍认为其接受免疫治疗时会出现自身疾病加重的风险，但是这部分患者也同样能从免疫治疗中获益。因此，在临床中对这部分患者进行治疗时，在排除了其他治疗的可能性（比如分子靶向治疗、化疗等）之后，如果患者考虑接受免疫治疗，必须充分告知其可能存在的风险，让其在权衡风险与获益的前提下进行免疫治疗。

（四）免疫治疗期间有哪些注意事项？

接受免疫治疗期间，不能随意合并其他用药，比如抗生素、激素等，尤其是大剂量、长期应用的情况下，可能会影响免疫药物的疗效。因病情需要确实需要应用这些药物时，需要在专业医生指导下进行。

（五）免疫治疗有什么不良反应？该怎么做？

免疫治疗相关不良反应可发生在任何器官，形式也非常多样，比如皮疹、瘙痒、反应性毛细血管增生、胃炎、结肠炎、腹泻、甲状腺功能减退、甲状腺功能亢进、糖尿病、肺炎、垂体功能减退等，不同的产品产生的不良反应也不同。

在治疗过程中，患者需要配合医生进行治疗前的检查，如心电图、肝肾功能、血糖、甲状腺功能、心肌酶谱等，了解治疗前的状态，以便动态观察，及时发现异常，及早应用糖皮质激素处理不良反应，最大限度地减轻痛苦。

患者在治疗过程中，需要注意戒烟。如出现皮疹，不明原因的胸闷、气急、腹泻、体重明显增加或减轻、视物模糊、关节僵硬、乏力等不适，要及时联系主管医生。

安阳市肿瘤医院　肿瘤内科　杨俊红

二十一、肺癌一定要化疗吗？

门诊上有很多病友都会问："医生，我确诊了肺癌，是不是必须化疗啊？"要回答这个问题，首先要明确患者的肺癌是哪种病理类型。

科普小课堂

肺癌大体上可以分为小细胞肺癌和非小细胞肺癌。在小细胞肺癌中，目前化疗是一个很重要的治疗手段，当然也可以联合其他治疗，比如免疫治疗；在非小细胞肺癌中，由于一部分患者会发生基因突变，比较常见的为 EGFR、ALK、ROS1 等，这部分患者可以服用靶向药进行治疗，即所谓的靶向治疗，不需要化疗，而且大部分患者的疗效优于化疗。化疗作为传统的治疗方式，无论是在小细胞肺癌还是非小细胞肺癌治疗中，都有非常重要的作用。进行靶向治疗的肺癌患者，在靶向药耐药后，化疗往往成为一种有效的治疗手段，再次发挥显著的抗肿瘤作用。

随着肺癌治疗研究的深入，目前免疫治疗、抗血管生成治疗等都显示出了卓越的疗效。化疗在肺癌治疗过程中扮演着重要的角色，在不同的病理类型和疾病治疗的不同阶段，都有它的用武之地。当然，也有一些情况不适合化疗，比如患者高龄、身体状态差、抗拒化疗等，所以说肺癌是否需要化疗，需要结合患者的实际情况，以疗效为主要目标，做到个体化治疗。

河南省肿瘤医院　肿瘤内科　武迎喜

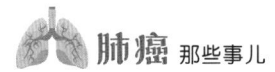

二十二、"针"有不同，做好选择

患者李阿姨，刚被确诊为原发性右肺小细胞癌，排除化疗禁忌证后拟行静脉化疗。化疗方案为依托泊苷+卡铂，需置入中心静脉导管。对于刚刚确诊的患者和家属而言，对输液工具的选择处于一知半解的状态，那么该如何选择呢？

科普小课堂

为肿瘤患者推荐输液工具时，需要综合考虑患者的病情、血管条件、化疗方案、治疗周期、放射治疗部位等，还要考虑患者的个人偏好、经济条件、维护便利性及依从性等，向患者做好解释，最终由患者选择合适的输液工具。

那么，常用的中心静脉导管有哪些，各有哪些特点呢？

目前，临床上可供肿瘤患者选择的输液工具有中心静脉导管（CVC）、经外周静脉置入中心静脉导管（PICC）及植入式静脉输液港（IVAP）等。为保证药物输注的安全性和患者的舒适性，静脉输液工具也在不断地改进和创新。

1. CVC

CVC适用于间歇或连续的静脉输液，一般留置时间不超过4周。是经皮肤直接自颈内静脉、锁骨下静脉及股静脉等进行穿刺，沿血管走向直至腔静脉的插管。CVC置管由医生进行操作，拔管时可由护士拔除。

优点：管径粗、血流快，适用于危重患者大量补液、输血；单次置管成本相对较低，治疗结束后拔管，出院时不带回家，不需要返院维护，对日常生活无影响。

缺点：每次化疗需要重新穿刺置管；反复穿刺会对静脉内膜造成损伤；

后续置管时静脉管径可能会变细,增加操作难度;每次穿刺时存在不确定性,有些患者穿刺当天局部感到胀痛不适。

2. PICC

PICC 适用于中长期静脉治疗和刺激性药物治疗,是指经外周静脉置入的中心静脉导管,可减少反复穿刺的痛苦,有效保护外周血管,给肿瘤化疗患者提供安全可靠的输液通道。经上肢静脉置管,其导管尖端留置于上腔静脉。部分肿瘤患者发生上腔静脉综合征时,需避免上肢静脉输注,可选择经股静脉置入 PICC 导管。

优点:由有资质的护士置管,可避免化疗药物外渗;PICC 留置期间如无并发症发生,最长可放置 1 年;出院时可以带管回家,治疗间歇期至少需要 1 周 1 次维护,包括冲封管、换敷贴等。

缺点:由于导管外露,对患者洗澡、生活质量及隐私有一定影响;每周 1 次的维护可能给活动不便、缺乏自理能力、住址偏远的患者带来不便。

3. IVAP

IVAP 是一种完全植入人体内的闭合输液装置,当需输液及维护时,将专用无损伤针扎入注射座便可建立起输液通路,治疗结束拔针,从外观上不易被观察到。适用于长期或永久性静脉输液治疗,且适用于任何性质的溶液。

优点:输液港留置时间可长达 10 年,治疗间歇期只需 4 周维护 1 次,治疗期间每周更换 1 次无损伤针;能更好地保护患者的隐私,患者日常生活不受限制,提高了生活质量;与其他静脉通道相比,其留置时间及维护间隔时间长,感染率低。

缺点:输液港的植入和摘除需要由医生在手术室完成,首次植入时成本相对较高;治疗期间每周更换无损伤针时会有轻微疼痛感。

随着医学的不断进步,静脉输液治疗手段不断创新,医护人员将和患者及家属一起选择最适合的输液工具,最大限度地保障患者安全。

河南省肿瘤医院 肿瘤内科 韩革燕

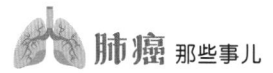

二十三、姑息治疗,让生命有尊严地"谢幕"
——安宁疗护

张大爷胃癌晚期伴肝转移,身体日渐消瘦还异常疼痛,住院期间全靠输液延续生命,疼了就打止疼针,但是大爷每隔4h左右就疼一次,太难受了。大爷说自己早就接受了自己的疾病,每天度日如年,折腾老伴和孩子,想用止疼泵镇痛,但是老伴和孩子不同意,他们有顾虑。

经了解,他们原来不能接受张大爷生病的事,不想让他离开,怕用上止疼泵以后张大爷"睡"过去。俗话说"好死不如赖活",能拖上一天,他们心里也能安稳一天。

针对张大爷老伴的担忧,医生给张大爷一家做了"安宁疗护",很快止疼泵用上了,张大爷一天之内没有疼痛,睡眠质量得到提高,每晚能安睡,老伴和儿子也能休息好,张大爷很满意……

什么是安宁疗护?什么样的患者和家属需要安宁疗护呢?

科普小课堂

2017年,我国将姑息疗法、舒缓医疗及临终关怀统称为安宁疗护。安宁疗护反对安乐死,主张既不加速,也不推迟死亡,将死亡看作一个自然的过程,以临终患者和家属为中心,以多学科协作模式进行,主要内容包括疼痛及其他症状控制,舒适照护,心理、精神及社会支持等。随着现代医学模式的改变,安宁疗护的概念和内涵发生了明显的改变。目前认为临终关怀的概念包括2层含义:其一,临终关怀是一种特殊服务,是对临终患者及家属提供的全面的照顾,包括医疗、护理、心理支持和社会服务等各个方面,其目标是使临终患者的生命质量得到提高,能减少痛苦,甚至无痛苦地走完人生的最后旅程,并使其家属的身心得到维护和增强;其二,临终关怀是一门以临终患者及其家属的生理、心理为研究对象,为临终患者及其家属提供全面照护的新兴学科。

安宁疗护重点关注患者的生命质量,走进患者的内心世界,寻找他们内心的平静点,对患者及家人给予照护,陪伴他们的不是冰冷的器械,而是人性的温度,让患者身心少受痛苦,心灵多一分慰藉。

在安宁疗护中,疼痛管理是一个非常重要的方面。对于患者来说,疼痛是他们最担心的问题之一。安宁疗护团队会根据患者的具体情况制定个性化的疼痛管理方案,帮助他们减轻疼痛并提高生活质量。疼痛管理不仅包括药物治疗,还可以通过物理疗法、心理支持和其他替代疗法缓解患者的疼痛。

心理支持是安宁疗护中另一个重要的方面。恰当应用沟通技巧,和患者建立信任关系,引导患者和家属面对和接受疾病状况,鼓励患者和家属参与,尊重患者意愿做出决策,让其保持乐观、顺应的态度度过生命终末期,舒适、安详、有尊严地离世。

随着医学技术的不断进步,延长生命的医疗技术不断发展,人们追求长寿的同时,对生命质量也越来越重视。当患上不可治愈的疾病,死亡不可避免地来临时,实施治疗的根本目的不再是延长生命,而是使生命保持尽可能的舒适和有意义,追求生命的广度和深度。现代医学虽然可以运用各种仪器维持临终者的生理生命,甚至可以使他们长久处于植物性生存状态,但生命状态已退化,生命已经失去了本质的意义,这未必是临终患者本人的意愿,甚至也许是违背其意愿的。临终患者应该得到的是符合生命伦理原则的关怀与照顾。

安宁疗护通过减少末期患者身体不适,帮助家属了解患者的想法和期待,协助其完成心愿,共同制定医疗目标和方案,支持患者尽可能地享受生命,并陪护患者及家属,疏解他们面对死亡所产生的各种情绪压力,努力实现"逝者临安,生者心安"的善终目标。

新乡医学院第一附属医院　肿瘤内科　范瑞娟

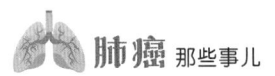

二十四、肺癌脑转移、骨转移的治疗

科普小课堂

（一）脑转移的治疗

脑部是肺癌常见的远处转移部位之一，20%～65%的肺癌患者会发生脑部转移，是脑转移性肿瘤中最常见的类型。肺癌脑转移患者预后差，自然平均生存时间仅1～2个月。肺癌脑转移患者的治疗策略是多学科综合治疗，目前的治疗方式主要有手术、全脑放射治疗、立体定向放射治疗、化疗和分子靶向治疗等。

1. 外科治疗

手术切除可解除肿瘤对脑组织的压迫，降低颅内压，缓解患者的症状，改善神经功能状态，提高患者的生活质量，并为后续治疗创造条件。适用于下列患者：颅内为孤立性病灶或相互靠近的多个病灶；病灶位置较表浅，位于非重要功能区；患者全身状态良好；肺部病灶控制良好，无其他远处转移灶。

2. 放射治疗

全脑放射治疗可以缓解肺癌脑转移患者的神经系统症状，改善肿瘤局部控制情况，用于单发病灶的术后放射治疗、不宜手术切除的单个病灶的放射治疗及多发病灶的放射治疗等。立体定向放射治疗具有定位精确、剂量集中及损伤相对较小等优点，能够很好地保护周围正常组织，控制局部肿瘤进展，缓解神经系统症状，逐渐成为肺癌脑转移瘤的重要治疗手段。立体定向放射治疗适用于脑转移瘤长径＜3 cm，脑转移数目相对较少，转移灶位置较深，以及全身情况差不适合手术的患者，可与全脑放射治疗联合应用。

3. 化疗、分子靶向药物治疗

部分化疗药物及靶向药物可通过血脑屏障到达脑部，发挥抗肿瘤治疗的作用，如部分靶向药物奥希替尼、阿美替尼、伏美替尼、阿来替尼、恩沙替尼、劳拉替尼等；抗血管生成药物贝伐珠单抗可治疗脑转移。

（二）骨转移的治疗

肺癌骨转移可引起骨痛、骨痛加剧或出现病理性骨折（椎体或非椎体骨折）、椎体压缩或变形、脊髓压迫和高钙血症等骨相关事件（SRE）的发生，严重影响患者生活质量。肺癌骨转移应采用以全身治疗为主的多学科综合治疗，合理的局部治疗可以更好地控制 SRE，双膦酸盐可以预防和延缓 SRE 的发生。

1. 放射治疗

放射治疗能够减轻或消除骨痛症状，预防病理性骨折和脊髓压迫的发生，缓解脊髓压迫症状并改善患者生活质量，适用于有疼痛症状的全身各处骨转移灶，以缓解疼痛并恢复功能。

2. 外科治疗

手术可缓解肺癌患者骨转移导致的疼痛，防止或固定骨折，恢复或维持肢体的运动功能，减少或避免运动系统功能受损或脊髓压迫症引发的并发症，提高患者生活质量。对于诊断不明的患者，亦可通过手术获得骨转移病灶的组织学诊断。

3. 抗骨转移治疗

推荐应用双膦酸盐或地舒单抗治疗。第一代双膦酸盐药物（羟乙膦酸、氯膦酸）、第二代双膦酸盐药物（帕米膦酸）及第三代双膦酸盐药物（伊班膦酸钠、唑来膦酸）可改善肺癌骨转移患者的疼痛，控制病情，预防骨转移并发症，提高患者生活质量。

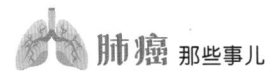

4. 化疗、分子靶向药物治疗

针对肺部原发疾病，采用化疗、分子靶向药物进行治疗，控制原发疾病的同时，加用局部治疗控制骨转移。

安阳市肿瘤医院　肿瘤内科　纪媛媛

二十五、老年人确诊肺癌后怎么办？

科普小课堂

肺癌是全球及我国60岁以上人群发病率及死亡率最高的恶性肿瘤，随着年龄的增长，老年肿瘤患者合并的基础疾病增多，同时伴有器官功能衰退、自身免疫力下降等，这些因素均会导致机体细胞、组织、器官对肿瘤细胞的对抗性减弱，对抗肿瘤药物的吸收、代谢等能力减弱，这可能导致老年肿瘤患者对抗肿瘤治疗的耐受性下降，并影响治疗效果。

（一）老年人得肺癌后是否治疗，怎么治疗？

1. 老年患者治疗前评估

年龄≥65岁并且拟接受抗肿瘤治疗的肺癌患者应该进行老年综合评估。老年多维度评估有助于制定个体化的抗肿瘤策略，发现可干预的老年问题。评估的内容至少应包括躯体功能状态、并发症、跌倒史、抑郁、认知及营养状态等。老年综合评估能发现常规肿瘤评估中疏漏的老年问题，预测年龄≥65岁老年患者的化疗风险，有助于制定个体化的抗肿瘤策略。

2. 老年患者的化疗

老年晚期肺癌患者接受化疗有临床获益，对于可以耐受化疗的老年患者，化疗优于最佳支持治疗。老年晚期肺癌患者接受含铂双药治疗优于单药化疗，但需根据患者身体状况选择不同的化疗药物及治疗方案，并注意不良反应。

3. 老年患者的靶向治疗

靶向药物副作用相对小，耐受性较好，推荐老年晚期非小细胞肺癌患者进行驱动基因检测。靶向药物治疗是老年晚期驱动基因阳性患者系统性治疗的首选。对于部分老年患者，如果难以获取足够的肿瘤组织样本进行驱动基因检测时，可采用外周血进行基因检测，以指导进一步的靶向药物治疗。

4. 老年患者免疫检查点抑制剂的治疗

PD-L1高表达老年晚期非小细胞肺癌一线推荐免疫单药治疗，二线及以上治疗免疫与化疗相比能带来生存获益。在老年晚期肺癌免疫联合治疗中，免疫联合化疗是有临床获益的。

（二）肺癌治疗理念的更新

关于肿瘤的治疗，大部分人的观念还是觉得既花钱遭罪，又得不到好的结果，最后的结局是钱也花了、罪也受了、人也没了。其实，随着医疗技术的不断发展，肺癌的诊疗较前取得显著进步，即使是晚期肺癌，通过个体化规范治疗，患者的生存期越来越长，临床上超过3年、5年，甚至更久的病例越来越多，使肺癌逐渐成为一种"慢性病"，患者甚至可以边治疗、边工作、边生活。这些都得益于目前靶向治疗及免疫治疗方面的进步，还有就是一些化疗药物越来越趋向高效低毒发展的创新，放射治疗技术的革新，能最大限度地杀灭肿瘤细胞，保护人体的正常组织。

（三）人这一生，总要"抗争"

老年人一旦患癌，选择所谓的保守治疗是不科学的。保守治疗其实就是放弃治疗。肿瘤是无法控制的，它的生长带来的是人体不断地消耗和痛苦，如果任由肿瘤发展，一个是疼痛，另外一个就是肿瘤阻塞气管后造成的通气不良，如同人溺水一样非常痛苦。发现肺癌后，选择治疗其实也是一种"抗争"。

河南科技大学第二附属医院　老年医学科　闫俊丽

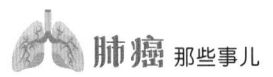

二十六、姑息治疗就是放弃治疗吗？

王老爷子今年85岁，因为急性脑梗，住到了神经内科治疗，住院期间做了胸部CT，结果发现肺部长了一个很大的肿瘤，而且已经出现了双肺及纵隔淋巴结的转移。考虑到患者高龄，而且合并有冠心病、高血压、糖尿病、急性脑梗等多个基础疾病，长期的吸烟史也让他的肺基础变得非常糟糕，经过肺癌多学科会诊后，医生认为老爷子不符合抗肿瘤治疗的指征，建议姑息支持治疗。

王老爷子的儿子听到姑息支持治疗后，认为没有治疗的意义了，主动要求放弃治疗，出院调理。结果出院后不到1个月，患者就因为咯血、呼吸困难再次住院。经过积极的抗感染、平喘、止血、营养支持及中药调理后，患者的病情再次得到控制。王老爷子的儿子感叹："这姑息治疗是个好办法。不管咋样，老爷子不用受那么多罪了！不然，看着他难受，我心里也不是滋味。"其实，姑息治疗并不意味着放弃治疗，它包含着很多种含义和治疗模式。

科普小课堂

姑息治疗是指对于严重威胁生命的疾病，通过早期及时诊断、准确评估及合理防治来缓解患者疼痛，并解决其他躯体、社会、心理及精神等各种问题。姑息治疗并不是放弃治疗，而是集多方力量，通过多学科共同努力，为肿瘤患者提供生理、心理、社会等多方面的帮助和支持。支持治疗和姑息治疗相辅相成，贯穿于肿瘤治疗的全程，是除传统单纯抗肿瘤治疗外的另一重要治疗手段。姑息治疗并非不做积极的抗肿瘤治疗，比如姑息性手术治疗、姑息性内科治疗、姑息性放射治疗等都属于姑息治疗的范畴。

姑息治疗的最大意义在于提高患者的生存质量，延长其生存时间。所以，它针对的对象主要包括无法根治但可延长生命的晚期癌症患者、无治愈可能且抗肿瘤治疗不能延长生命的患者、无治愈可能且预期生存时间较短的终末期癌症患者等。进行姑息治疗时,医生通过询问帮助患者发现身体症状,如疼痛或恶心,以及心理社会问题,如睡眠障碍,以姑息治疗优化患者的生活质量和癌症定向治疗。姑息治疗的成功离不开患者和家属的积极配合。

因此,姑息治疗不等于放弃治疗,相反,它是一种更具有温度和情感的治疗模式,能帮助晚期患者舒适、安详、更有尊严地度过人生中的最后一段时光。

南阳市第二人民医院　肿瘤科　柳云飞

二十七、肺癌会传染吗?对身边的人有什么影响?

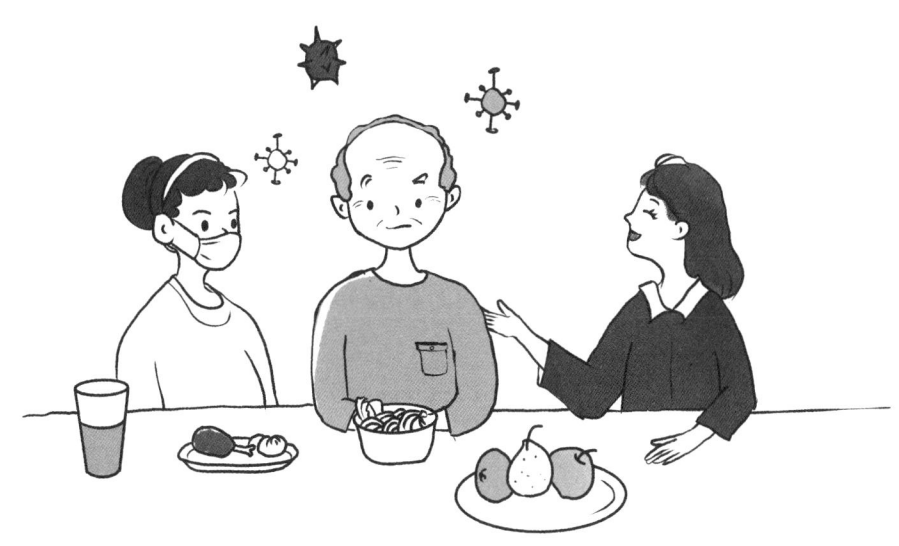

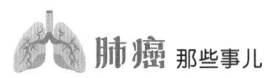

"肺癌会传染吗?""肺癌对身边的人有什么影响?""肺癌患者经常接受影像学检查、放疗、化疗,射线及药物会不会残留在体内,危害身边的人?"

在实际临床工作中,医生经常被问及以上问题。更有甚者,家属拒绝让肺癌患者与家里的儿童接触、同桌吃饭等。

下面就来解答一下大家关心的这些问题。

科普小课堂

肺癌本身没有传染性,患者和家属大可放心,不必紧张!

传染病是由各种病原体引起的,能在人与人、人与动物或动物与动物之间相互传播的一类疾病。大部分肿瘤与病原体感染无关,如肺癌、肠癌、乳腺癌等,因此不存在传染的可能性。少部分肿瘤的高危因素为微生物感染,但是鉴于传播途径和目前的预防措施,避免传染的必要性也很低。比如部分胃癌的发生与幽门螺杆菌(Hp)感染有关,但感染后终生患胃癌的概率只有1.8%;部分肝癌的发生与乙肝或丙肝有关,但是大部分人注射过乙肝疫苗,对于没有自身抗体的人来说,分餐是可行的。

对于接受常规治疗的肿瘤患者,如放疗、化疗、靶向治疗、免疫治疗等,对身边的人并不会有任何影响。

肺癌虽然不会传染,但能诱发肺癌的肺结核却具有传染性。如果肺癌患者合并活动性肺结核,则需注意防范。

此外,接受放射性核素检查(如 PET/CT、ECT 等)或治疗(如 ^{131}I 治疗、放射性粒子植入等)的肿瘤患者,短时间内体内仍有放射性物质存在,因此短期内应避免与孕妇及3岁以下儿童近距离接触,或保持1m以上距离。

河南省肿瘤医院　肿瘤内科　马淑香

二十八、奥氮平止吐的前世今生

科普小课堂

恶心和呕吐是化疗患者最常见的心理障碍，部分患者因为顽固性呕吐对化疗产生了强烈的抵触心理，周围的人也是谈化疗色变。止吐药根据止吐机制不同，可分为 $5-HT_3$ 受体拮抗剂、促胃肠动力药物、NK-1 受体拮抗剂、抑酸剂、糖皮质激素等，代表药物有昂丹司琼、帕洛诺司琼、甲氧氯普胺、阿瑞匹坦、奥美拉唑、地塞米松等。

有一类药虽然没有止吐药的适应证，却有止吐奇效。有些化疗患者发现，出现严重恶心、呕吐时，护士会送来一种精神类药物——奥氮平片，对此往往疑惑不解。其实奥氮平作为止吐药物，已经在 NCCN、CSCO 等各大止吐指南中进行了推荐。

奥氮平是一种阻断多种神经递质的抗精神病药物，其作用机制所涉及的神经递质包括多巴胺 D_1、D_2、D_3 和 D_4 受体，$5-HT_{2A}$、$5-HT_{2C}$、$5-HT_3$ 受体，儿茶酚胺受体，$α_1-$ 肾上腺素能受体，毒蕈碱受体的乙酰胆碱 M_1，中枢神经受体的组胺 H_1 受体等。奥氮平对化疗相关恶心呕吐的预防作用，可能与其对多巴胺 D_2、$5-HT_2C$ 及 $5-HT_3$ 的阻断相关。

含顺铂的化疗方案往往是高致吐化疗方案。日本学者进行了一项Ⅲ期临床试验，以评估奥氮平 5 mg 联合标准止吐方案预防顺铂化疗所致恶心呕吐的疗效（J-FORCE 研究）。研究对比了"帕洛诺司琼＋阿瑞匹坦＋地塞米松"三药方案，或同时联合奥氮平（5 mg，第 1～4 d 口服）的四药方案在高致吐风险治疗中的止吐效果。结果显示，即使仅使用 5 mg 奥氮平，四药组对延迟性恶心呕吐的完全缓解率仍显著高于三药组（79%：66%）。中山大学附属肿瘤医院的张力教授团队也通过开展双盲双模拟、随机对照、Ⅲ期临床研究，评估奥氮平的止吐效果。研究方案专门针对接受高致吐药物多日化疗的患者，研究入组了 349 例计划接受 3 d 含顺铂（3 d 总剂量 ≥ 75 mg/m²）化疗方案的恶性实体肿瘤患者，1∶1 随机分组，分别接受口服奥氮平或安慰剂联合三联止吐疗法（包括福沙匹坦、昂丹司琼和地塞米松）。结果显示，奥氮平组在整个观察期达到完全缓解的患者比例显著高于安慰剂组（69%∶58%）。

在指南推荐方面：① 2014 年，美国 NCCN 指南首次将奥氮平列为化疗所致恶心呕吐的解救性治疗用药；② 2017 年，奥氮平联合 5-HT₃ 受体拮抗剂、地塞米松、NK-1 受体拮抗剂的四联用药方案成为 NCCN 指南用于高催吐性化疗方案预防的首选推荐；③ 2020 年版美国临床肿瘤学会（ASCO）指南也推荐将奥氮平用于治疗化疗所致恶心呕吐。临床研究结果显示，5 mg 奥氮平三联或四联止吐药方案均能提高恶心呕吐控制率，而且镇静不良反应相对较少，患者睡眠质量也有所改善。

虽然 NCCN 对于含奥氮平与含阿瑞匹坦方案未给出明确的等级地位比较，但从推荐顺序来看，目前奥氮平的地位已与阿瑞匹坦相当，甚至超越了阿瑞匹坦。那么，奥氮平在国内的地位如何？

回顾一下近几年国内止吐相关指南对奥氮平的推荐意见，《2019 年 CSCO 抗肿瘤治疗相关恶心呕吐预防和治疗指南》对高致吐风险推荐的 Ⅰ 级推荐方案和方案顺序，与 NCCN 2019 止吐指南版保持高度一致性：含奥氮平方案为 Ⅰ A 类证据的 Ⅰ 级推荐方案。

肿瘤药物治疗相关恶心呕吐防治中国专家共识（2019 年版）推荐意见为：高致吐性方案所致恶心呕吐的预防推荐在化疗前采用三药联合方案，首选 5-HT₃ 受体拮抗剂、地塞米松和 NK-1 受体拮抗剂的联用方案（1 类证据）。

专家共识并没有认可将"奥氮平 + 5-HT₃ 抑制剂 + 地塞米松"列入高致吐性方案所致恶心呕吐的预防使用，仅将 NK-1 抑制剂标准方案仍无法控制的呕吐考虑加用奥氮平，所以总体上奥氮平推荐意见应该算是二线用药。显然，国内部分专家对奥氮平有一定疑虑。

在循证证据上，虽然尚未有大型的 RCT 研究比较奥氮平与阿瑞匹坦的疗效，但多项 Meta 分析证实了奥氮平与阿瑞匹坦疗效无差异。

从指南推荐级别的逐步上升，以及不断完善的循证医学证据可以看出，奥氮平对高致吐风险化疗药物止吐方案的确切疗效。虽然奥氮平对阿瑞匹坦的地位造成了极大的影响，但国内专家学者对此依然争议颇多。

原因可能是国内、外医疗大环境的不同，导致对奥氮平的认知出现偏差：国外精神类药品滥用情况比较严重，国外医师对精神药品使用有着比较成熟的经验；国内精神药品管制使用比较严格，大部分国内医师都戴着有色眼镜看待精神药品，加之对精神类药品使用不成熟，人们对精神药品产生的严重不良反应也心存畏惧，导致国内医疗人员谈精神药物而色变。而且，即使使用了含奥氮平的四联止吐疗法，仍有接近半数的患者在顺铂化疗后会发生延迟性恶心或呕吐反应，预防延迟性CINV的方案仍值得进一步探索。

河南省肿瘤医院　肿瘤内科　杨森

第四篇

其他

一、疼痛

二、肺癌骨转移还有治疗的价值吗？

三、乳腺癌肺转移是肺癌吗？该如何治疗？

四、肺癌合并肠梗阻怎么纠正？

五、沉默的"炸弹"——肺癌合并下肢静脉血栓

六、癌性疼痛：你需要知道的一切

七、肿瘤药物临床试验

八、临床试验受试者的职责和权益

九、晚期肺癌患者双肺结节较前增多、增大，是肿瘤进展了吗？

十、老年与肺癌

十一、癌友夜间疼醒留神骨转移

十二、肺癌常见问题

一、疼痛

科普小课堂

（一）什么是疼痛？

疼痛是组织损伤或潜在的组织损伤引起的一种不愉快的感觉和情感体验，或对这种损伤的描述。疼痛是一种主观感受。2002年第十届国际疼痛大会上，疼痛被列为除呼吸、血压、脉搏、体温外的第五大生命体征，临床实践中要真正将疼痛按生命体征对待。

癌痛是指癌症或癌症相关因素引起的疼痛，大多为慢性疼痛。2020年NCCN指南把癌痛按NRS评分法，由原来的轻度疼痛（NRS 1～3分）、中度疼痛（NRS 4～7分）、重度疼痛（NRS 8～10分），更新为轻度疼痛、中重度疼痛、剧烈疼痛、疼痛危象，并且主张及早介入和细化癌痛分级管理。

（二）治疗疼痛的药物种类

1. 非甾体抗炎药（NSAIDs）和对乙酰氨基酚

NSAIDs对常见疼痛，如头痛、牙痛、神经痛、肌肉痛和关节痛均有较好的镇痛效果，此类药无耐药性，也不会产生药物依赖，但止痛作用具有封顶效应，因此在应用此类药物，包括含NSAIDS的复合制剂时，需要注意不能超过总剂量。肝肾功能不全者慎用，严重肝肾功能不全者禁用。

2. 阿片类药物

阿片类药物因其安全性良好，给药途径多样，剂量调整简便，疗效可靠，且对所有类型的疼痛（躯体痛、内脏痛、神经病理性痛）均有不同程度的

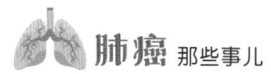

疗效，一直是治疗中重度癌痛的首选药物。慢性癌痛治疗时，应首选口服阿片类药物。阿片类药物按镇痛强度不同，分为弱阿片类药物和强阿片类药物，弱阿片类药物用于轻至中度癌痛的治疗，如可待因、曲马多等；强阿片类药物用于中重度癌痛的治疗，如吗啡、羟考酮、芬太尼、氢吗啡酮和美沙酮等。

3. 其他辅助用药

辅助镇痛药是指其适应证并不是癌痛，但当与阿片类药物一同用于癌痛患者治疗时，却有可能增强阿片类药物的镇痛效果，或直接产生镇痛作用的一类药物。根据WHO《癌症三阶梯止痛指导原则》，辅助药物可以用于癌痛治疗的任何一个阶段。主要包括皮质激素类药物，如强的松、泼尼松、地塞米松；抗惊厥药物，如普瑞巴林、加巴喷丁；三环类抗抑郁药，如阿米替林、丙米嗪、多塞平、氯丙米嗪等。

（三）疼痛药物的用药原则

1. 对乙酰氨基酚和非甾体抗炎药（NSAIDs）

对乙酰氨基酚用于肝功能正常的癌痛患者时，应严格限制每日剂量（单独使用每日剂量≤2g，复合制剂≤1.5g）；谨慎用于中度以上肝功能不全（Child分级B、C级）的癌痛患者；患者使用NSAIDs前应进行胃肠道和心血管相关不良反应的风险评估；要在最短的时间内使用最低有效剂量的非甾体抗炎药。NSAIDs均存在天花板效应，即达最大效应后再增加剂量，效应不增加而不良反应增加；伴有急性或慢性肾功能不全的癌痛患者禁用非甾体抗炎药（除小剂量阿司匹林用于心血管病的适应证），尿毒症透析患者除外；一种NSAIDs无效时，使用另外一种NSAIDs可能有效；不推荐同时使用2种NSAIDs治疗癌痛；如果连续使用2种NSAIDs都无效，则换用其他镇痛方法；避免糖皮质激素及其他抗血小板药物联合治疗。

2. 阿片类药物

准确进行疼痛评估，并根据病因学、症状学和疾病类型制定整体治疗计划；在治疗癌痛时首选口服方式给药，对于无法口服的患者，可选择透皮贴剂、直肠栓剂，或通过皮下、静脉等有创途径给药。通过剂量滴定确定个体化治疗方案，应尽可能减低疼痛程度，使 NRS 评分在静息和活动状态下均低于 4 分。镇痛效果不满意时，应再次进行剂量滴定；有明确指征时，可以联合使用辅助镇痛药；按时给药，而非按需给药；积极防治可能出现的药物不良反应；重视对患者及家属的宣教，提高治疗依从性；阿片类药物的不良反应除便秘外，均可耐受；不建议同时使用 2 种不同强阿片类药物，如口服盐酸羟考酮缓释片的同时使用芬太尼透皮贴剂。

3. 其他辅助用药

常用的辅助镇痛药物有抗惊厥药、抗抑郁药、双膦酸盐和地舒单抗、局部麻醉药、糖皮质激素、N- 甲基 -D- 天冬氨酸（NMDA）受体拮抗剂，它们均有可靠的缓解疼痛的作用。值得注意的是，并非上述每一类中的所有药物都有明显的镇痛活性，而那些有镇痛活性的药物也只适用于特殊类型的疼痛。

河南科技大学第一附属医院　呼吸肿瘤内科　郭双双

二、肺癌骨转移还有治疗的价值吗？

科普小课堂

肺癌有个非常可怕的情况，就是极易发生癌细胞转移，其中骨骼是肺癌最常发生转移的部位。一旦肺癌发生骨转移，会严重影响患者的治疗效果及生存质量。骨头那么硬，为什么还会被癌细胞侵入呢？肺癌一旦发生骨转移，还有治疗意义吗？

1. 肺癌细胞骨转移经常发生在哪些部位呢？

最常发生骨转移的肺癌类型是肺腺癌。肺腺癌多发生于肺的周边，易造成直接侵犯而累及肋骨及胸椎。另外，肿瘤细胞经血液循环到达骨骼，也易在含红骨髓丰富的躯干骨（例如椎体）生长和繁殖，而较少在含黄骨髓的四肢长骨远心端生长，例如手和足的小柱状骨就较少见肺癌的骨转移。

2. 骨骼那么坚硬，为什么会发生癌细胞骨转移？

肺癌细胞转移到骨后释放出可溶性介质，激活破骨细胞和成骨细胞。破骨细胞释放的细胞因子进一步促进肿瘤细胞分泌骨溶解的介质，从而形成恶性循环，导致不仅松质骨受到破坏，硬的皮质骨也跟着发生溶骨性破坏。

3. 肺癌患者发生骨转移会出现哪些症状呢？

骨痛为骨转移最主要的临床症状。病理性骨折常为肺癌骨转移癌的首发症状，约1/3患者以骨转移癌为首发症状而无原发癌表现。还有些椎体转移的患者，因为不明原因的持续胸腰背痛演变成截瘫而就诊，就是因为发生了脊柱转移。肺癌骨转移晚期还可出现乏力、消瘦、贫血、低热。

4. 需要做哪些检查才能协助诊断骨转移？

目前ECT（全身骨扫描）是骨转移首选的筛查方法。MRI对于骨转移的诊断有较高的敏感性和特异性，能通过多平面、多序列成像观察，更准确地显示转移侵犯部位、范围及周围软组织侵犯情况；MRI有优于全身骨显像的敏感性，可显示ECT无法显示的早期骨转移灶，尤其适用于检测脊柱的转移灶伴有神经症状的患者。

5. "癌细胞深入骨髓就治不好了"这种想法正确吗？

在医学高度发达的今天，这种想法显然是错误的。不光是治疗肺癌骨转移，对所有恶性肿瘤的治疗都有2个目标，一是尽可能延长生存期，二是提高生活质量。随着治疗手段和治疗药物的进步，肺癌即使发生了骨转移，治疗效果也较以前大为改善。另外，如果骨转移发生了脊髓压迫截瘫或病理性骨折导致卧床，不积极治疗，不能下地行走所导致的相关并发症，如坠积性肺炎、褥疮、泌尿系统感染、下肢静脉血栓等也会很快要了患者的命。所以，肺癌骨转移是可以治疗并且要积极治疗的。

6. 目前肺癌骨转移的主要治疗手段都有哪些呢？

肺癌骨转移应采取以全身治疗为主的综合治疗方式，包括肺癌（原发病）的系统治疗（化疗、分子靶向治疗或免疫治疗）、放射治疗、手术、药物治疗和心理支持治疗。应根据患者的机体状况、肿瘤病理学类型、病变累及范围（临床分期）和发展趋势，采取多学科综合治疗（MDT）模式，有计划、合理地制定个体化综合治疗方案。

总而言之，肺癌骨转移的治疗目标就是让患者可以平稳、正常地接受综合治疗，像正常人一样有质量地生存，并有尽可能长的生存期。

7. 针对癌痛，都有哪些治疗或缓解的方法呢？

对于肺癌骨转移疼痛患者，充分进行疼痛评估是合理、有效镇痛治疗的前提，应当遵循"常规、量化、全面、动态"的癌痛评估原则。常规评估中需要注意爆发性发作的原因，如有无急需处理的病理性骨折及脊髓压迫等急症；对疼痛需进行全程、动态监测，评估癌痛患者的疼痛症状及变化情况。一般的疼痛可以按照三阶梯止痛药物使用原则口服止痛药。对暂时没有病理骨折或脊髓压迫风险的骨痛，可选择放射治疗。但如果已经出现活动障碍，手术是必须实施的。

8. 骨手术的方式和意义是什么？

外科治疗的主要目的包括：① 获得骨转移病灶的组织学诊断，便于肿瘤的进一步内科治疗；② 缓解疼痛；③ 预防或治疗骨折；④ 提高生存质量；⑤ 减少或避免运动系统功能受损引发的并发症，间接延长患者生存期。

外科治疗时机：① 有恶性肿瘤病史，影像学及组织学检查为单发骨转移者；② 负重骨出现平片可见的骨破坏；③ 保守治疗后，骨破坏仍继续加重的患者；④ 保守治疗后，疼痛仍继续加重的患者；⑤ 保守治疗后，运动系统功能仍不能恢复者；⑥ 已经出现病理骨折的患者；⑦ 有神经压迫症状者；⑧ 脊柱溶骨性破坏，出现截瘫危险性大的患者。

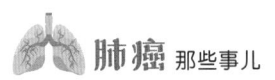

针对承重骨的手术主要是为了预防或治疗病理性骨折,如果出现脊髓压迫影响行走能力,则手术方式主要是脊髓减压和脊柱内固定。

河南省肿瘤医院　骨肿瘤科　张鹏

三、乳腺癌肺转移是肺癌吗?该如何治疗?

科普小课堂

乳腺癌肺转移不是肺癌。首先,从发病原因来说。乳腺癌肺转移是乳腺癌细胞通过血液循环转移到肺部,这些转移的细胞与原发乳腺癌的细胞具有相同的特性;肺癌则是肺部的正常细胞发生恶性变异,形成恶性肿瘤,其发生与吸烟、遗传、辐射等多种因素有关。其次,病理生理特点不同。乳腺癌的转移通常是通过淋巴系统、血液系统等途径进行的;肺癌的转移则通常是通过直接浸润、血液系统等途径进行。最后,乳腺癌和肺癌的治疗方案也不同。乳腺癌的治疗通常包括手术切除、化疗、放射治疗、靶向治疗和内分泌治疗等综合手段,而肺癌的治疗则通常以手术切除、放射治疗和化疗为主。因此,针对乳腺癌肺转移的治疗方案需要综合考虑原发病灶和转移灶的情况,采用综合治疗手段,而不是按照肺癌的治疗方案进行治疗。

乳腺癌肺转移的治疗需要注意以下几点:

1. 制定个体化治疗方案

根据患者的具体情况,包括身体状况、病情严重程度、转移灶的数量和位置等因素,制定个体化的治疗方案。

2. 综合治疗手段

乳腺癌肺转移不一定需要切除肺。如果肺转移病灶可以通过手术切除,并且手术能够达到根治的目的,那么手术治疗是一个有效的选择;如果肺转移病灶无法通过手术切除,或者患者已经失去了手术机会,一般会选择其他治疗方法,如化疗、放射治疗、靶向治疗或内分泌治疗等。

3. 调整心态和生活方式

患者需要保持积极的心态,注意营养和健康,配合医生的治疗,同时调整好生活节奏,建立良好的生活方式,避免和减少精神、心理紧张因素,不乱用外源性雌激素。

4. 定期复查

患者需要定期进行胸部CT等检查,以监测肺转移灶的变化。如果病情得到控制,可以继续当前的治疗方案;如果病情恶化或出现新的转移灶,则可能需要调整治疗方案。

郑州大学第一附属医院　乳腺科　王文康

四、肺癌合并肠梗阻怎么纠正?

科普小课堂

肠梗阻是晚期恶性肿瘤患者的常见并发症,发生率为5%～43%,小肠梗阻较大肠梗阻更为常见(分别为61%和33%),超过20%的患者大肠和小肠同时受累。晚期肺癌合并肠梗阻表现一般不多见,但晚期肺癌患者如果合并肠梗阻会危及生命。出现癌性肠梗阻的晚期肺癌患者大多只能存活4～9个月,但若积极治疗,不仅能缓解肠梗阻症状,还能延长患者的生存期。

肺癌患者如果出现痛苦难忍的腹胀、腹痛、纳差等不适,需要警惕肠梗阻的存在,应该完善以下检查:完善立位腹部平片及腹部CT,明确肠梗阻

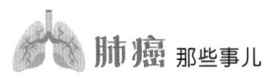

原因，立位 X 线片是诊断肠梗阻的常用方法，腹部 CT 则可进一步帮助明确梗阻病因；必要时完善电子结肠镜检查，排除肿瘤转移病灶相关机械性梗阻。

考虑到恶性肠梗阻治疗的长期性，临床上制定治疗方案时需要考虑到患者预期生存期这一重要因素。治疗原则以个体化姑息治疗为主，根据患者的梗阻程度、原发疾病、临床分期、总体预后、进一步接受抗肿瘤治疗的可能性、体力状态及意愿决定治疗方案，提高生活质量。治疗肠梗阻首先要禁食水，尝试鼻胃管引流或胃空肠管置入胃肠减压治疗缓解症状，改善肠道菌群，促进胃肠动力，纠正电解质紊乱，通便、抗分泌、止痛，同时保证静脉营养支持治疗。同时，在患者身体条件允许的情况下，积极治疗原发病，使用放射治疗、化疗、靶向治疗、免疫治疗等方式控制肿瘤进展。针对肠梗阻的病因进行个体化治疗，如若考虑为胸椎骨转移瘤引起的麻痹性肠梗阻，可对转移病灶进行骨水泥植入术外科干预或局部姑息放射治疗等。若肠道感染继发肠梗阻，需进行抗感染治疗。对于肿瘤压迫性因素，一般建议采用局部造瘘、支架植入等措施进行治疗。如果患者梗阻原因不明确，一般状况可耐受手术，可积极行开腹探查术帮助明确病因。若出现绞窄性肠梗阻，应立刻手术切除病变肠段。手术治疗不能常规用于晚期癌症患者，仅可有选择性地用于某些机械性肠梗阻患者。

中医中药治疗肺癌晚期肠梗阻，以祛瘀散结、清热利湿、活血化瘀、温阳运脾、通降逐积为主。常用党参、干姜、炒莱菔子、蜂蜜、附子、炒山楂、神曲、草蔻仁等，或大承气汤中药方剂，中药大奄包局部热敷，或配合中医针灸技术促进肠蠕动，使胃肠运动收缩节律增强，促进排便，进一步缓解肠梗阻症状，减轻患者痛苦。

郑州市第三人民医院　肿瘤内科　徐聪

五、沉默的"炸弹"——肺癌合并下肢静脉血栓

科普小课堂

血栓是肿瘤患者除肿瘤进展外的第二大死因。那么,血栓是如何形成的,又该如何防治呢?

血栓,学名叫静脉血栓栓塞症(VTE),包括下肢深静脉血栓形成(DVT)及肺栓塞(PE),是同一疾病不同阶段和不同部位的2种临床表现。

下肢深静脉血栓形成是指下肢深部静脉有血凝块形成,堵塞血管,可能会出现下肢疼痛、肿胀,局部发热,严重时甚至会引起行走困难、下肢瘀血性坏死等。

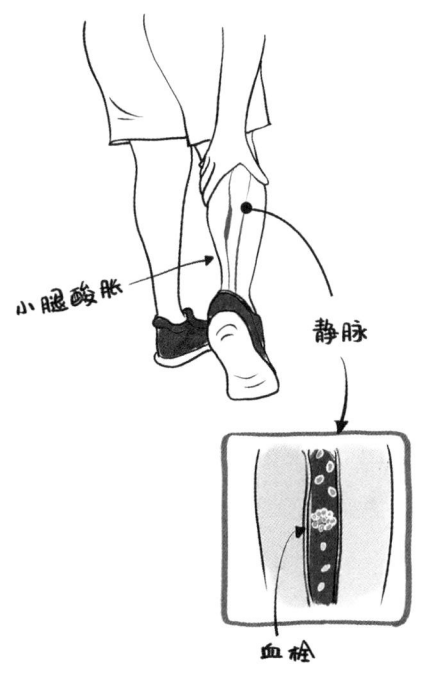

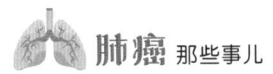

肺栓塞：出现上述（下肢深静脉血栓）症状不及时治疗，血栓可能会脱落，随着血液流动，到达肺部，引发严重的肺栓塞，出现胸部剧烈疼痛、心慌、胸闷、气促甚至休克，如果不及时抢救，可能会导致死亡。

是什么原因导致肺癌患者这么容易出现血栓呢？

（1）肿瘤相关因素：肿瘤患者的血液普遍呈黏稠状态，且患者常常需要卧床休息，导致血流缓慢，这些都可诱发患者发生下肢深静脉血栓。肿瘤类型、分期不同，形成血栓的风险也不同。

（2）治疗相关因素：化疗会增加血栓形成风险2～6倍；中心静脉置管的应用也增加了血栓形成的风险；抗血管靶向药物的应用、升血小板治疗等都会增加血栓形成的风险。

（3）其他因素：年龄、体重、既往血栓病史、糖尿病、下肢静脉曲张、激素药物的应用等均可改变患者的局部血流状态，使血液呈高凝状态，促进血栓的形成。

国内外各大权威指南都发布了血栓风险评估量表，以便找到那些最高危的血栓患者，并对他们进行积极防治。可以按照下表进行风险评估。

血栓形成风险评估量表

危险因素	评分
极高危的原发癌症类型：胃癌、胰腺癌、脑癌	2
高危的原发癌症类型：肺癌、淋巴瘤、妇科肿瘤、膀胱癌、睾丸癌、肾癌	1
治疗前血小板计数≥$350×10^9$/L	1
血红蛋白水平＜100 g/L，或者正在采用一种红细胞生长因子治疗	1
治疗前白细胞计数＞$11×10^9$/L	1
体重指数≥35 kg/m^2	1

我们无法避免血栓的高危因素，但预防血栓能做的还有很多。

（1）运动：身体条件允许的情况下，每天应当适当进行活动，如慢走、做操等。如果需要长期卧床，可以做踝泵运动，促进下肢的血液循环，预防血栓形成。

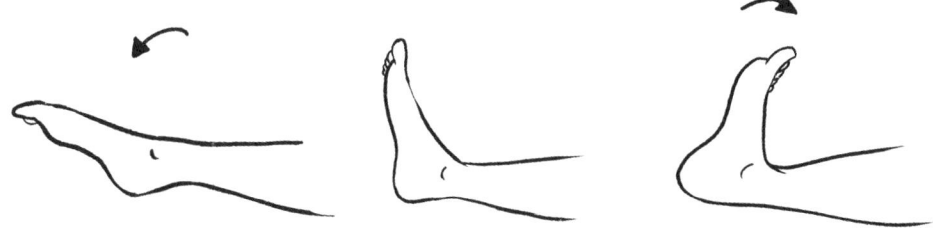

（2）机械性预防：使用抗血栓压力袜和间断性充气加压泵等可以有效促进下肢血液回流，防止血液瘀滞。

（3）药物性预防：注射低分子量肝素（LMWH），或口服抗凝药物（如利伐沙班等）都是药物性预防的选择。药物预防需要医生综合评估后决定是否应用，自行用药可能会因为用药不科学，导致治疗不到位或者发生出血等严重并发症。

发生血栓时应当如何治疗呢？

（1）抗凝治疗是DVT的基本治疗，可抑制血栓蔓延，利于血栓自溶和管腔再通，降低PE发生率和病死率。

（2）溶栓治疗的药物包括尿激酶、链激酶、组织型纤溶酶原激活剂、新型溶栓药物 [如瑞替普酶（rPA）、替奈普酶（TNKrPA）] 等，能激活血浆中的纤溶酶原，溶解血栓。目前，导管接触性溶栓（CDT）是一种微创的血管内治疗方法，在透视下，将导管直接放置到血栓形成部位，然后缓慢、长时间输注相对低剂量的溶栓药，可显著提高血栓的溶解率。这种方法治疗时间短，并发症少。

（3）经皮机械性血栓切除术（PMT）是治疗DVT的相对较新的干预手段，其主要原理是通过抽吸、旋转、消融、超声等机械物理方法打碎或抽吸血栓，达到直接、快速清除或减少血栓的目的。与CDT联合使用，能够减少溶栓药物剂量，缩短住院时间。

（4）下腔静脉滤器（IVCF）相当于给血管安装了一个滤网，血流可通过，而血栓被拦截，可以预防和减少血栓脱落导致的肺栓塞的发生。

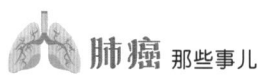

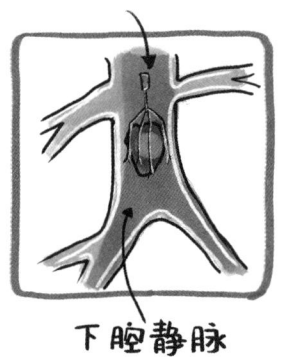

总而言之,静脉血栓与栓塞是肿瘤的并发症,也是影响肺癌患者生存期的元凶之一。下肢出现水肿、疼痛、皮肤温度升高等症状,应当敲响警钟,及时发现,合理防治,才能为肺癌患者的长期生存带来更大希望!

河南省胸科医院　肿瘤内科　李瑞杰

六、癌性疼痛:你需要知道的一切

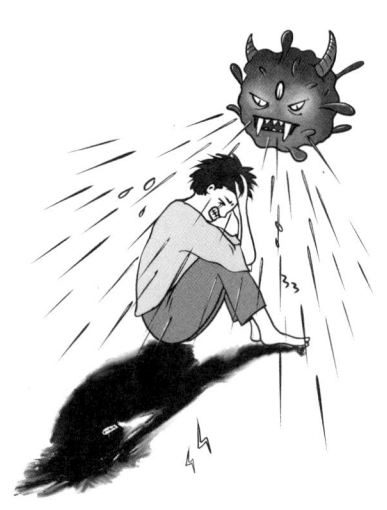

科普小课堂

(一)癌性疼痛:听说过吗?

想象一下,有一个非常小的不速之客悄悄地来到了你的家里,并开始对你的家具、电器等物品造成破坏。癌细胞就像这个不速之客,而你的身体就好比你的家。随着不速之客的破坏行为逐渐加剧,你可能就会开始感到疼痛。

(二)为什么会有疼痛?

1. 房间太挤了

当不速之客(癌细胞)太多时,它们可能会挤压你家中的其他东西,如沙发、电视等。这在我们的身体里,就像肿瘤压迫神经或骨头,进而导致疼痛。

2. 东西被损坏

不速之客可能会损坏你的财物。同样,癌细胞也可能破坏身体的组织,引起疼痛。

3. 清理过程

想象一下,你决定清理这些不速之客,可能会使用强效杀虫剂或腐蚀性极强的除草剂,但在这个过程中,你的家可能会受到一些腐蚀或伤害。治疗癌症时的化疗或放射治疗,也可能会对身体造成一些损伤,进而导致疼痛或不适。

(三)如何应对这种疼痛?

1. 请教专家

就像你可能会找虫害专家来帮助你清理不速之客一样,对于癌性疼痛,你也应该咨询医生及专业的医疗团队。

2. 多种方法组合

有时,你可能需要多种方法来应对疼痛,如药物、按摩、冷敷、热敷等。

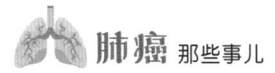

3.心态也很重要

保持积极的心态，对克服疼痛也是非常重要的。心理疗法、冥想和放松练习可以帮助缓解疼痛。

安阳市肿瘤医院　肿瘤内科　夏金▇

七、肿瘤药物临床试验

电影《非诚勿扰2》中的李香山，因为患上一种不治之症，最终选择跳海来结束自己的生命。这种病就是恶性黑色素瘤。虽然李香山很富有，可面对这个病，他却说："全世界都拿它没辙，一旦得了，只能等死，无药可医。"确实，在影片上映的2010年，它称得上是无药可救的"绝症"。然而今天，国家出台了一系列政策促进创新药的发展。

对于患者来说，当传统治疗方案无效时，创新药可以带给他们无限希望。在药物临床试验中，一位来自云南的恶性黑色素瘤患者，在当地经过手术、多周期化疗、生物免疫等一系列治疗后，疾病还是没有控制住。她多方打听，得知河南省肿瘤医院正在进行一项关于恶性黑色素瘤的新药临床试验，经过Ⅰ期临床研究中心一系列的知情、筛选等程序，她所有指标均符合药物临床试验入组条件，可以参加这项药物临床试验。药物临床试验第2周期，患者脾脏的可疑病灶奇迹般消失了，接下来的药物临床试验非常顺利。现在，这位患者的心情越来越好，面色也越来越红润，肿块继续缩小，已经进入药物临床试验的第5个周期了。

"能够参加临床试验，我认为是一件非常幸运的事。我的母亲有明确的突变基因，针对这种突变基因也有对应的靶向药物，但仅仅因为没有在中国上市，我们只能望'药'兴叹。如果我们费尽心力通过其他途径购买国外上市的原研药，这将会带来沉重的经济负担！临床试验是我们的救命稻草，我们不仅可以免费吃到这个药，定期、系统地检查也更利于病情的动态监测与反馈，作为患者是获益的，作为家属也是放心的。"另一位参加奥希替尼靶向治疗临床试验的患者家属如是说，此时患者已用药 15 个月。

科普小课堂

（一）抗肿瘤药物临床试验有哪些特点？

1. 研究对象的特点

抗肿瘤药物临床试验的受试者选择面较窄。通常，新的抗肿瘤药物先在对标准治疗无效或失败的患者中进行试验，在获得对二线、三线患者的肯定疗效后，再向一线治疗推进。在临床上已经具备公认有效的标准治疗方法的情况下，肿瘤患者应当采用标准治疗方法作为一线治疗。只有在标准治疗失败或复发的时候，患者才可以考虑参加抗肿瘤药物的临床试验。既往治疗中有药物暴露引发的耐药机制可能造成对试验药物的重叠耐药，因此可能导致所预期的药物疗效明显降低。抗肿瘤药物往往伴随较大的不良反应，而且健康受试者不能真实地反映药物在患者中的安全性和有效性，为避免健康受试者遭受不必要的损害，初次进入人体的Ⅰ期研究也应选择肿瘤患者进行，这样更有可能在此阶段同时观察药物疗效，而不仅限于耐受性和药代动力学。能够在常规药物治疗中获益和改善症状的肿瘤患者不应该入选Ⅰ期临床试验，而应选择标准治疗失败或没有进行标准治疗的晚期癌症患者。

2. 临床试验设计的特点

与一般药物临床试验相同，抗肿瘤药物的临床研究过程也分为Ⅰ期、Ⅱ期和Ⅲ期临床试验。但这种临床研究的分期并不一定意味着一种固定的开发顺序，肿瘤疾病的特点决定了抗肿瘤药物的试验设计具有不同于其他药物的特点，按照经典的时间顺序进行临床试验可能是不适宜的。

3. 疗效与安全性评价的特点

为达到延长患者生存期的目标，医护人员和患者一般能够接受相对非抗肿瘤药更大的安全性风险，使得对抗肿瘤药的风险效益权衡不同于非抗肿瘤药。目前常用的抗肿瘤疗效观察指标包括总生存期、无进展生存期、客观缓解率、症状改善指标等。一般Ⅱ期临床试验通常采用客观缓解率作为主要观察指标，Ⅲ期临床试验通常采用无进展生存期作为主要观察指标。较之其他药物，抗肿瘤药物的疗效观察指标多而复杂，而且存在许多不确定因素。

（二）参加抗肿瘤临床试验的受试者有什么获益与风险？

肿瘤受试者参加临床试验能够对疾病有一个更清楚的了解，能够提前从新药中获益。且抗肿瘤治疗是一个漫长的过程，患者家庭经济负担沉重，参加临床试验能够在获得新的治疗方案或标准治疗方案的同时，一定程度上减轻治疗所致的经济负担。有些医院对于药物临床试验有绿色通道，受试者能够获得医疗团队更好的照顾。

尽管临床试验是严谨、安全的，但也不排除会有一些严重的甚至危及生命的毒副作用发生，虽然这种概率很低，但依旧会有风险：所有药物都有可能会产生副作用，临床研究的新药也不例外；临床试验治疗无效，这一风险是晚期肿瘤患者无法避免的；有些受试者需要异地就医，会花费较多时间精力。

（三）如何找到适合自己的临床试验？

首先，患者需要向主治医生咨询商量，他们最了解患者的病情，会第一时间帮忙联系院内或者国内正在进行的最合适的临床试验。有的机构专门设置有药物临床试验咨询门诊，可以通过门诊向医生咨询并找到适合病情的临床试验。除此之外，还可以登录国家药品监督管理局药品审评中心官网，在药物临床试验登记与信息公示平台查询疾病相关临床试验。当找到适合自己的临床试验后，可以通过页面的官方信息查到临床试验负责人的联系方式，比如电话、邮箱、地址、单位名称等。找到适合的临床试验，会给患者多一个选择和希望。

如今国内的临床试验越来越多，患者参加临床试验的机会也越来越多。希望患者能与医生更多地沟通，了解临床试验的真相，更多地参与到新药创制的过程中，为社会和新药的研发做出贡献。

河南省肿瘤医院　临床研究中心　贺宝霞

八、临床试验受试者的职责和权益

受试者，是指参加一项临床试验，并作为试验用药物的接受者，包括患者、健康受试者。

一项临床试验的顺利开展离不开受试者的配合。受试者参加临床试验时，要有良好的依从性，及时、积极配合研究医生，按方案要求和医嘱完成试验。这不仅有利于受试者的治疗，也有利于新药将来的研发上市，使更多人获益。在临床试验过程中，受试者既有要遵守的职责，也有其享有的合法权益。

（一）受试者参加临床试验的职责

（1）如实向研究医生反映自己的感受和身体状况；身体出现不适时要及时向研究医生报告，以便医生及时采取治疗措施。

（2）不随意使用其他药品或诊疗措施，如有必要，应咨询研究医生；试验过程中如在其他医院就诊，需将就诊记录反馈给研究医生。

（3）按时服药，门诊受试者还要在"日记卡"上记录用药情况及其效果、不良事件等情况；每次随访要将剩余的药物、日记卡、调查问卷等归还给研究人员，并完成研究规定的各项检查，以便医生对药物疗效和安全性进行评估。

（4）当临床试验有特殊要求时也要遵守，如对饮食、戒烟戒酒等的特殊要求，受试者应积极配合；如试验方案有要求，育龄期女性还要做好避孕措施。

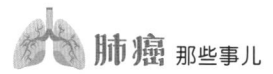

（二）受试者参加临床试验的权益

1. 充分知情同意的权益

受试者面临是否参加一项临床研究的选择时，有权利获得与临床试验研究有关的信息，包括自己将在整个试验过程中经历什么，需要注意什么，有什么风险，有什么获益，这样受试者将有权利和充分的时间思考或和家人商量之后，再告诉研究医生是否参加临床试验。受试者参加临床试验为自愿行为，若同意参加临床试验，应签署知情同意书；若拒绝参加临床试验，也不用担心会受到不公平对待，影响自己的常规治疗。

2. 受试者隐私受到保护的权益

参加试验及在试验中，受试者的个人资料均需保密，试验各方应采取一切措施保护受试者隐私并对受试者个人信息严格保密。在不违反保密原则和相关法律法规的情况下，监查员、稽查员、伦理委员会和药品监督管理部门检查人员可以查阅受试者的原始医学记录，以核实临床试验的过程和数据。

3. 随时可以选择退出的权益

在研究期间，受试者有任何问题都可以向研究医生提出，研究医生会耐心详细解答。在临床试验进行过程中，受试者在不受外界影响的情况下，有权在任何时候、因任何理由选择退出试验，研究医生也会妥善安排受试者的后续治疗工作。

4. 花费时间及造成不便获得补偿的权益

我国法规要求，与试验相关的检查和试验药物，由申办方提供，受试者将获得免费的研究相关检查和试验药物治疗；有部分试验如需要受试者额外采血（如Ⅰ期新药试验密集 PK 采血）或多次往返医院访视检查，受试者可能会得到适当的营养补助及交通补助。

5. 受到损害时获得免费治疗和补偿的权益

根据 GCP，如果发生与研究相关的损害或死亡，申办方承担诊疗费用及相应的补偿，故受试者发生损害时，可立即通知研究医生，及时得到治疗。

此外，如果是与研究相关的损害，还可以获得免费的治疗和相应的补偿。

（三）伦理委员会——受试者权益保障者

根据《药物临床试验质量管理规范》和国家卫健委《涉及人的生物医学研究伦理审查办法》等规定，所有涉及人的研究，都需要通过伦理委员会的审查。伦理委员会是由医学、药学及伦理学、法学、社会学等领域的专家和非本机构的社会人士组成的委员会，其职责是通过伦理审查保护受试者合法权益，维护受试者尊严，促进生物医学研究规范开展。

当受试者认为自身权益受到侵犯时，可以向伦理委员会寻求帮助，在自己签署的知情同意书中找到所在研究中心的伦理委员会联系方式。为能准确、快速地解决问题，拨打电话时需要提供自己（受试者）所参加临床试验的项目编号、名称、研究者，并详尽描述自己遇到的问题及诉求，留下自己的姓名、联系电话，方便事件处理完后能及时取得联系、收到反馈。

2021年11月，国家药监局药品评审中心公开《以临床价值为导向的抗肿瘤药物临床研发指导原则》，指出晚期肿瘤患者参加临床试验被确定为治疗手段，这将是未来的发展方向。随着临床试验的蓬勃发展，受试者的权益日渐受到关注，伦理委员会也将持续为临床试验的规范开展保驾护航。

河南省肿瘤医院　伦理办公室　方可可

九、晚期肺癌患者双肺结节较前增多、增大，是肿瘤进展了吗？

杨大爷确诊为肺癌晚期，平时口服靶向药物，效果一直很好。口服药物既方便，副作用又小，平时就和正常人一样，看不出来生病，可最近复查完后他一直闷闷不乐，没一点精神。

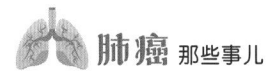

儿子发现后问:"爸,你怎么了,怎么一点精神都没有?是这次复查结果不好吗?"

杨大爷:"我看见胸部CT报告上写双肺结节增多、增大,肯定是病严重了,没治啦。"

儿子:"你让医生看了没,医生怎么说的?"

杨大爷:"报告下午才出来,医生没在。"

儿子:"别自己瞎猜,去医院,看看医生怎么说。"

到了医院,医生仔细对比了片子,说道:"老爷子别自己吓自己了,胸CT上确实双肺结节较前增多、增大,但是您以前得过结核,相当于肺上同时有癌病灶和陈旧性结核病灶,现在CT上双肺粟粒样分布结节,肿瘤患者抵抗力低下,考虑结核复发可能性大,并不是癌病灶增大了,口服的靶向药等感染控制了可以继续吃,有治。您现在需要完善结核感染方面的检查。"

杨大爷长舒了一口气,前往结核门诊咨询治疗了。

科普小课堂

结核病合并肺癌的患者群趋于老年化,超过60岁患者约占总数的51%,且男性多于女性,吸烟者约占3/4。其临床表现主要有咳嗽、咳痰、胸痛等,但无明显的特征性,结核患者的病程长短不同。

肺癌和活动性肺结核同为呼吸系统疾病,症状大多表现为咳嗽、咳痰、痰中带血、胸痛等。两病并存的临床表现,与单一肺癌或活动性肺结核的临床表现较为相似,容易出现漏诊和延误治疗。尤其是当肺癌与活动性肺结核病灶位于同一肺叶,或肿瘤病灶位于慢性纤维空洞型肺结核的病变区域内,或癌性空洞与结核性空洞并存时,发生漏诊的可能性更大。研究显示,肺癌合并肺结核呈老年化趋势,60岁以上的患者占51%,病变部位以右侧为多,肺上叶多于下叶,癌肿和结核病灶大多位于同一肺叶段,肺癌病理类型以鳞癌或腺癌为主。

胸部CT扫描是诊断肺癌和活动性肺结核的主要手段,可清晰显示肿瘤和结核病灶、浸润播散范围,随着高分辨CT扫描的应用与研究,其影像学表现可接近大体病理学所见。增强 CT 扫描可较好地鉴别肺癌与肺结核肉芽肿病变。肺癌 CT 影像表现为肿块边缘呈分叶、锯齿状，带细小毛刺，CT 值（40±12）Hu，强化峰值在 2 min 内出现；结核性肉芽肿无细小毛刺征，CT 值低于 30 Hu，强化峰值在 5 min 内出现，肿块边缘强化明显。

首诊为肺癌，特别是伴有咯血、发热症状时，应常规多次查痰找抗酸杆菌，以排除合并肺结核的可能。在抗癌治疗（化疗、放疗）过程中，咳嗽、咳痰、发热等症状反复或加重时，除考虑合并细菌、真菌感染外，还应警惕活动性结核的可能，必要时给予诊断性抗结核治疗。

肺癌与活动性肺结核并存时，应积极、谨慎地给予抗结核和多种抗癌治疗，双管齐下。联合治疗的效果明显好于单一的抗癌或抗结核治疗。

该患者左下肺腺癌 cT4N3M1C IVB 期 ROSI 阳性，平素口服克唑替尼靶向治疗，ROSI 突变作为黄金突变，仅口服靶向药物就有比较长的病情稳定期。此患者仅口服靶向药物治疗 3 个月，复查胸部 CT 提示双上肺结节较前增多增大，而原发病灶较前缩小，似乎不合常理，经抽丝剥茧、层层递进，最终明确诊断为晚期肺癌合并活动性肺结核，予以有效抗结核治疗后又可以重新进行靶向治疗。遇到类似情况，一定要谨慎对待，不要轻易判定为病情进展而放弃宝贵的靶向治疗机会。

济源市人民医院　肿瘤科　韩瑜

十、老年与肺癌

科普小课堂

世界卫生组织将老年人定义为 60 岁以上的人群，而西方发达国家将老年人的年龄界线定在 65 岁。我国已进入老龄化社会，有数据显示，我国 60 岁

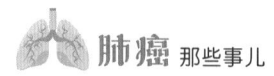

及以上老年人口总量将突破3亿人，占总人口的比例超过20%，预计到2035年，这一数字将增加到4.2亿，占比将超过30%，进入重度老龄化阶段。老年人与肺癌的关联在医学领域引起广泛关注，老年肺癌患者已经成为医务工作者重点关注的人群。

（一）老年肺癌的发病率逐渐升高

肺癌是老年人中最常见的癌症之一，老年人患肺癌的发病率高于其他年龄群体，这主要与多种因素密切相关。首先，老年人的细胞DNA修复机制可能不如年轻人，因此面对潜在的致癌因子更为脆弱。其次，长期吸烟史是肺癌的主要危险因素之一，而许多老年人在年轻时曾经吸烟或一直吸烟（戒烟15年以上的人群发生恶性肿瘤的概率能恢复至不吸烟人群发生恶性肿瘤的概率）。此外，一些老年人可能曾经从事与职业暴露有关的工作，暴露于有害物质，如石棉或放射性物质。

（二）老年肺癌的诊断依赖早期筛查

老年人肺癌的早期诊断至关重要，因为早期治疗的成功率更高。对于老年人，常用的筛查方法包括低剂量胸部CT扫描和胸部X射线，若经济条件允许，重点推荐低剂量胸部CT。同时，医生会关注患者是否有慢性呼吸道疾病、家族史及症状，如咳嗽、咳痰、呼吸困难等。确诊通常需要进行组织活检，明确肿瘤的类型和分期。

（三）老年人肺癌的治疗应充分体现个体化

老年人患肺癌后，治疗方案需要综合考虑患者的年龄、身体健康状况和肿瘤特征。治疗选项可能包括手术、化疗、放射疗法和靶向治疗和免疫疗法。

1. 手术

手术切除对于早期阶段的肺癌通常是首选治疗方法，但对于一些老年患者，可能需要评估手术的可行性。比如进行肺癌的多学科会诊，在充分评估老年患者的心肺功能、围手术期死亡风险及合并疾病的基础上，采取立体定向放疗、微创介入等方式方法，不失为提高获益和降低风险兼得的治疗手段。

2. 化疗

化疗可以用于术后辅助化疗、化放疗序贯治疗或晚期化疗。老年患者可能需要调整剂量以减轻不良反应，提高治疗耐受性，保证治疗的完整性，以期起到细水长流、延年益寿的效果。

3. 放射疗法

放射疗法用于局部控制肺癌，对早期不适合手术、中期的老年肺癌患者可起到重要作用。在晚期肺癌中，为提高患者生活质量，改善肿瘤导致的症状能够起到积极作用，但总体上需要谨慎考虑，充分进行治疗前评估，避免对周围正常组织造成严重损伤，反而降低生活质量。目前，肿瘤放疗技术手段日益提高，在设备和技术方面大幅提高，放疗的适用范围也日益扩大，起到了更为积极的作用。

4. 靶向治疗和免疫疗法

对于此种疗法，重点在于优势人群的筛选。通过各种基因检测和免疫组织化学染色，一部分老年肺癌患者能够带瘤生存 3～5 年或更长时间。

（四）治疗间歇期及随访期注意事项

1. 营养管理

保证充分的营养对于治疗和康复至关重要，老年人应注意维持健康体重，在治疗期间最好能够保持体重不下降，摄取足够的、易于吸收的蛋白质和复合维生素及微量元素。

2. 药物管理

老年患者通常患有多种慢性疾病，治疗期间应正确管理药物，避免其相互作用而引起不适。在治疗肿瘤的过程中，也应规范服用降压、降糖及降脂药物，保持良好的血压、血糖及血脂水平。当然，某些抗肿瘤药物也会导致药物相关性高血压、血糖和血脂异常，这时不必惊慌，及时和肿瘤治疗主管医生沟通，在综合医院相关科室的配合下，共同维护好慢性疾病的病情稳定。

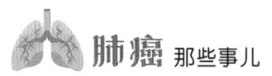

3. 心理支持

老年人容易受到癌症治疗的心理影响，应积极寻求心理支持和心理治疗。日常可以进行一些动作轻柔、幅度小的活动，比如八段锦、太极拳等，在舒展身姿的前提下愉悦心情。

4. 定期随访

治疗期间需要定期随访，监测治疗效果和不适感，及时调整治疗计划。尤其是化疗间歇期，每3～5 d复查血常规，每10 d左右复查肝肾功能，能够避免危及生命的不良反应。在完成抗肿瘤治疗后的随访期，定期复查影像学检查，如CT、彩超和MRI等，能够监测肿瘤情况，预警肿瘤耐药，及时发现，早期处理，避免恶化加重。

家庭和社会支持：家庭成员和社会支持对老年人的治疗和康复起着重要作用，可以提供情感支持，协助其日常生活。家人的陪伴是老年肿瘤患者康复的重要因素。

总之，老年人肺癌的管理需要综合考虑患者的年龄、健康状况、肿瘤特征和治疗目标。个性化的治疗方案和全面的支持可以提高老年患者的生存率和生活质量，医疗团队应与患者及其家人密切合作，制定最佳的诊治方案和随访计划。

河南省肿瘤医院　肿瘤内科　李鹏

十一、癌友夜间疼醒留神骨转移

科普小课堂

肿瘤患者出现转移是比较常见的，大约60%的恶性肿瘤患者会出现骨转移。骨转移的发生率因肿瘤类型和分期而异，其中最常见的是乳腺癌、前列腺癌，其次是肺癌、甲状腺癌、肾癌、肝癌、恶性黑色素瘤等。消化道肿瘤，如胃癌、结直肠癌及妇科肿瘤也可能发生骨转移，但发生率较低，一般在10%以内。

肿瘤骨转移通常是有迹可循的，夜间痛可以被视为肿瘤骨转移的先兆。夜间痛的原因与肿瘤细胞在夜间生长活跃及夜间人体感受能力较强有关。因为人体在夜间进入睡眠状态，机体各个系统的功能都相对减弱，包括免疫系统的反应和活动也会相对减弱，这样更容易感受到骨痛。出现夜间痛的患者要提高警惕，且常常需要进行影像学检查。骨扫描可以检测到骨转移的部位和程度，以及是否有其他部位的骨转移，必要的时候要结合磁共振了解人体骨骼稳定性，也需综合患者血常规、血生化、肿瘤标志物等，了解患者的整体健康状况和肿瘤的发展情况。肿瘤骨转移确诊后，出现夜间痛可能提示病情加重或肿瘤进展，需要引起患者的注意。

骨转移症状由轻至重通常包括以下表现：疼痛、肿胀、病理性骨折、神经受压和全身症状。疼痛是骨转移最常见且往往是首发的症状，疼痛出现的时间及轻重会存在差异。早期的痛感比较轻，呈间歇性，如果没有及时治疗，随病情发展，不但痛感越来越重，同时疼痛也可变为持续性，这个进展是比较迅速的。疼痛的部位可因发病部位的不同，表现出不同部位的疼痛，比如转移到脊柱的患者，可出现腰部、胸背部、肋胸部或颈部疼痛；转移到胸椎的患者，可出现单侧或双侧的肋间神经痛；转移到腰椎者，可出现腰痛或者腹痛等。当骨转移发生在关节附近时，可能会出现肿胀和僵硬的症状。这是由于肿瘤细胞刺激关节滑膜，液体在关节内积聚所致。骨转移严重时，可能会出现病理性骨折。病理性骨折是骨转移的常见症状之一，常常是没有任何诱因就发生了骨折，且一旦发生，疼痛感明显加重，肿胀明显。这是由于肿瘤破坏骨质，骨骼强度下降所致。骨转移还会出现压迫症状，压迫部位不同，引起的症状不同，比如脊柱转移肿瘤常常很快出现脊髓、马尾或神经根的压迫症状，出现根性神经痛，感觉可减退，肌力减弱甚至麻痹，常伴括约肌功能障碍。骨转移患者可能会出现全身症状，如贫血、消瘦、疲劳等，是肿瘤细胞释放炎性因子和代谢产物导致机体代谢紊乱。

针对夜间痛，患者可以采取一系列的干预措施：可以调整作息时间，尽量避免在疼痛最剧烈的时间段活动，保证充足的睡眠时间；疼痛持续时间长、无法忍受时，可选择药物治疗，根据医生的建议，使用适当的止痛药物和镇静安眠药物，缓解疼痛和焦虑情绪。同时可进行物理治疗，如热敷、按摩等，缓解肌肉紧张和疼痛。转移性骨肿瘤患者容易出现焦虑、恐惧等情绪，需要家人和医护人员的关心和支持，可进行心理调适、心理咨询，帮助患者树立信心，缓解疼痛和负面情绪。

总之，对于肿瘤骨转移后出现夜间痛的患者，需要及早进行检查和诊断，采取适当的干预措施，缓解疼痛和不良情绪，提高生活质量。需要注意的是，夜间痛只是骨转移的一个可能症状，并非所有夜间痛都是由骨转移引起的。因此，如果出现夜间痛的症状，建议及时就医，进行相关检查和诊断，以便早期发现和治疗可能的疾病。

河南省肿瘤医院　肿瘤内科　吴育锋

十二、肺癌常见问题

科普小课堂

1. 肺癌的临床症状有哪些？

最常见的是咳嗽，多为阵发性、刺激性干咳或有少量痰。普通感冒、支气管炎、肺炎也会有咳嗽，如果超过2周甚至1个月还没有好转，就需要警惕。痰中带血或咯血，有可能是肺炎、结核。另外，还有胸闷、气短、呼吸困难、发热、声音嘶哑等症状。

2. 早期的肺癌能够治愈吗？

早期患者以选择手术或放疗为主要治疗手段，绝大部分患者可以长期生存，甚至可以治愈，不影响预期寿命。

3. 拍胸片能帮助发现早期肺癌吗？

仅仅查胸片，在正位胸片上，有很大一部分肺部面积与心脏等周围组织重叠，这可能会漏掉 70% 的肺癌患者。说得更深入一点，胸片会漏诊 100% 的早期肺癌，因为对于一些小的肺部病灶，胸片很难看到。对于高危人群，建议查螺旋 CT。

CT 筛查发现的肺癌患者 5 年生存率高达 80% 以上，但是体检不能过度。自然界每时每刻都在辐射，一张胸片相当于 10 d 的自然界辐射量。胸部低剂量 CT 筛查相当于拍了 10～15 张胸片，所以筛查一次 CT 对人体几乎没有任何损伤，而 PET-CT 的辐射相当于拍了 3～4 次普通胸部 CT，临床诊断没问题，但作为体检项目就相当于拿大炮打蚊子。

另外，肺结节检出率为 22.6%，其中 96.4% 都是良性的，也就是说只有 3.6% 是恶性的，但是在肺结节人群中，焦虑的发生率为 60%。

4. 如何预防肺癌？

要戒烟，吸烟是导致肺癌的最主要的因素之一，也要防止二手烟和三手烟。防油烟，最好购买好的油烟机，同时炒菜尽量不要爆炒，多食蒸菜。大气污染与吸烟比起来可以忽略不计。防止职业暴露，尤其是接触重金属的工作，如砷、铬等。防室内污染和装修材料。

5. 预防肺癌应该吃什么？

对于肺癌而言，远离烟草是最好的预防措施，远离致癌环境、远离室内空气污染也是最好的手段。肺癌是呼吸道疾病，与吃什么没有直接关系。

6. 谣言：已经抽了半辈子烟，要得肺癌早得了，没必要戒烟

80% 的肺癌患者与吸烟或者吸二手烟有关。

对美国 20 余万人的调查显示，吸烟者比从不吸烟者的死亡率高 3 倍，预

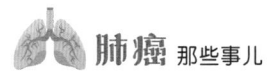

期寿命短10年。

如果在35岁以前戒烟,可以把这10年"找回来";55岁以前戒烟,还可以"找回来"6年。

由此看来,戒烟确实能够降低肺癌发生的概率。有明确证据表明,戒烟后肺癌发病的危险性逐年减少,戒烟1~5年后可减半;戒烟10~15年后,肺癌的发病率相当于终生不吸烟者。

所以,吸半辈子烟没有得肺癌,既不意味着以后不会得肺癌,也不意味着不会得其他肿瘤、心血管和呼吸系统疾病。

一句话:戒烟,什么时候都不晚!

7. 发现肺部小结节、磨玻璃影怎么办?

如果发现了小结节和磨玻璃影,千万不要着急。因为是第1次发现,但不知道这个小东西在体内存在多少年,所以不要惊慌,也不要急于手术,可以给它一个观察随访期,随着再次或3次的复查会发现,有些结节是伴随终身的良性病变,并不是说小结节都是肺癌。医生会根据结节的特征,判断它是良性还是恶性、炎性还是结核。

这个磨玻璃影、小结节万一是恶性的,手术以后5年生存率近100%,10年生存率在95%。肺里出现磨玻璃影、小结节,相当于头上长了白头发、脸上长了皱纹。

8. 肺癌会传染吗?

肺癌不是传染病,到目前为止,可以肯定地说,肺癌不会传染。

9. 肺癌会遗传吗?

肺癌不是直接的遗传性疾病,却有一定的遗传倾向,也就是说父母患了肺癌,子女得肺癌的概率会增加,但不是一定会得肺癌。

有肺癌家族史的人一定要戒烟,定期检查。低剂量螺旋CT是一种有效的方法,对肿瘤的早期发现、早期诊断和早期治疗具有重要的临床意义。

10.肺癌患者能不能打流感疫苗？

这是大家都比较关心的问题。

首先需要看流感疫苗的说明书，看看上面是否标明适合癌症患者。大体上来说，肺癌患者可以接种灭活疫苗，不可以接种减毒活疫苗。目前国内的流感疫苗都是灭活疫苗。癌症患者应每年接种灭活流感疫苗，尽量避免在化疗和免疫治疗期间进行。可以在化疗 2 周之前接种。

河南省肿瘤医院　肿瘤内科　何振

第五篇

不良反应

一、肿瘤患者为什么经常呃逆？

二、不良反应——甲减

三、化疗后手足麻木怎么缓解？

四、肺癌靶向治疗的不良反应及处理措施

五、免疫检查点抑制剂引起的免疫相关不良反应

六、免疫治疗后出现皮肤瘙痒、皮疹怎么办？

七、免疫治疗相关性垂体炎

八、免疫治疗不良反应的发生时间有什么区别？

九、肺癌患者不容忽视的难言之隐——便秘

十、恶心、呕吐不可怕，提前预防是关键

一、肿瘤患者为什么经常呃逆？

在肿瘤内科查房时常会碰到打嗝的患者。打嗝不仅给患者带来不适，而且持续性呃逆还会造成失眠、抑郁甚至呼吸困难。

为什么会出现这种情况呢？经常听到这样的回答："用地塞米松了。"

科普小课堂

打嗝（呃逆）是由于膈肌的阵发性痉挛伴声门突然关闭形成的。除了疾病、手术等因素的影响，肿瘤患者出现呃逆，多数情况下被认为与用药有关。提到相关药物，不得不说的就是地塞米松。

（一）为何地塞米松致呃逆发生率高？

地塞米松在肿瘤内科被广泛应用，包括化疗药物的预处理、与 $5-HT_3$ 受体拮抗剂联合止吐等。有研究表明，在接受地塞米松治疗的肿瘤患者中，有 25% 会发生呃逆。美国《内科医生案头参考书》将呃逆列为地塞米松的不良反应之一。目前认为，地塞米松与糖皮质激素受体结合，通过降低中脑突触的阈值，刺激呃逆反射弧，导致呃逆的发生。药物透过血脑屏障（BBB）的程度决定呃逆发生率的高低。地塞米松属于氟化皮质类固醇，大剂量地塞米松易透过 BBB，所以呃逆的发生率较高。初次使用地塞米松出现呃逆后仍可继续应用，因为再次出现呃逆的概率和程度都会降低，这可能与地塞米松的耐受有关。国外文献表明，应用甲强龙替代地塞米松联合 $5-HT_3$ 受体拮抗剂止吐，可使呃逆的发生率降低 85%。

（二）地塞米松与顺铂的协同作用

肿瘤患者接受化疗期间，即使停用地塞米松，仍有 11% 的患者会出现呃逆，

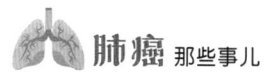

所以地塞米松并非唯一的因素。

化疗药物和止吐药都有可能导致患者出现呃逆，尤其是应用含顺铂方案化疗的患者出现呃逆的概率更大。顺铂本身具有致呃逆的风险，而地塞米松与顺铂联合对呃逆反射具有协同刺激作用。

（三）呃逆的性别差异

呃逆的发生率男性高于女性，这种性别差异主要与地塞米松的作用机制有关：大脑内的糖皮质激素受体分布存在性别差异，而地塞米松在不同性别的脑组织中与受体的亲和力也有强弱之分。动物实验证明，在雄性大鼠中，地塞米松与糖皮质激素受体的亲和力高于雌性大鼠。

（四）其他可导致呃逆的药物

包括苯二氮䓬类（咪达唑仑、劳拉西泮），抗生素类（阿奇霉素、青霉素、喹诺酮类），吩噻嗪类（奋乃静），化疗药物（顺铂、5-氟尿嘧啶、环磷酰胺、甲氨蝶呤等），抗病毒类（利巴韦林）及酒精，等等。

（五）呃逆的治疗

1. 药物治疗

胃复安、异丙嗪、氯丙嗪、阿米替林等是目前临床常用药物，而氯丙嗪是 FDA 唯一批准的治疗呃逆的药物，临床疗效较好，常规用法为 25mg 肌肉注射。氯丙嗪不良反应较多，对于严重肝功能减退者应禁用，有癫痫病史、老年合并心血管病史应谨慎使用。

巴氯芬、加巴喷丁对呃逆也具有较好的改善作用，且不良反应较少。其中，加巴喷丁可以单用，也可与其他药物联合使用。

还有一些中药方剂，如丁香柿蒂汤、旋覆代赭汤、橘皮竹茹汤等。

2. 针灸治疗

虽然针灸治疗的机制目前尚不清楚，但针灸治疗的确对持续性、顽固性呃逆具有独特的治疗作用，可能是针刺对呃逆中枢的神经内分泌有调节作用。

总之，肿瘤患者发生呃逆时首先要控制症状，其次要对用药情况作全面分析,给患者合理的解释,提高其治疗的依从性。

河南省肿瘤医院　药学部　杨微

二、不良反应——甲减

李大爷3个月前刚确诊右肺鳞癌晚期,接受完3个周期的治疗,评估右肺肿瘤缩小了,儿女们都为父亲感到高兴。但李大爷最近沉默寡言,做什么事都觉得没意思,和之前雷厉风行的性格大不一样。老伴最先发现李大爷的变化,出院时去找医生咨询:"大夫,最近老李咳嗽、走路气喘明显减轻了,但怎么变得抑郁了?平常爱说爱笑的,最近却变得不爱出门了。"

医生回答道:"老李的治疗效果非常好。这次复查化验了甲状腺功能,提示有点甲减,已经给他开了口服药(左甲状腺素片),回去吃1个月,再复查甲状腺功能看看。"

李大爷:"甲减?我化疗这几个月吃饭什么都挺好的,也不恶心、呕吐,怎么会是甲减呢?"

医生:"咱的治疗方案是免疫抑制剂加化疗。针对化疗引起的恶心、呕吐,因为提前用了止吐药,所以您没有任何反应。至于甲减,是和免疫抑制剂有关。给您开的药按时吃,过1个月再复查甲状腺功能就可以了。"

科普小课堂

对于免疫抑制剂引起的甲状腺功能减退,免疫检查点抑制剂是目前常用的抗肿瘤治疗手段之一,它在取得较好疗效的同时,也会出现一些免疫相关不良事件。最常见的副作用之一是甲状腺功能异常,尤其是甲状腺功能减退(甲减)。

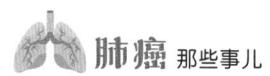

甲减主要表现为疲劳、脱发、水肿、体重增加、怕冷、食欲不佳、便秘等症状，初始期比较隐匿，但随着甲状腺功能的减退，症状会越来越明显。建议免疫治疗期间监测甲状腺功能（FT3、FT4、TSH）：开始免疫治疗前检测，治疗开始后的前6个月内每3～4周检测1次；之后每2～3个月测量1次。值得注意的是，FT4一般先于TSH 3～6周出现变化。既往有甲状腺疾病史的患者，并不是免疫检查点抑制剂治疗的禁忌证。计划进行免疫检查点抑制剂治疗且合并甲状腺功能减退的肿瘤患者，可能需要调整替代治疗，这时候需要咨询内分泌科医生的意见。

肿瘤免疫治疗引起的甲状腺功能障碍，通常并不严重（多为1级或2级），不影响免疫治疗的继续进行。对于TSH高于10 mIU/L或TSH在5～10 mIU/L之间但有症状，或TPO-Ab升高的患者，需要给予左甲状腺素替代治疗。开始左甲状腺素治疗后，每6周随访检测TSH水平，并根据检测结果及时调整甲状腺素的用量。

济源市人民医院　肿瘤科　韩瑜

三、化疗后手足麻木怎么缓解？

上周末休息时，在朋友圈中看到张阿姨跳广场舞的视频，虽然动作没以前那么协调，但从笑容中可以看出她内心的喜悦与幸福。这让我又想起了张阿姨的故事。

张阿姨是晚期肺鳞癌患者，经过多周期以化疗为主的综合治疗后，症状明显缓解，病情得到有效控制，这让她对生活充满了信心。但是随之而来的手足麻木，让她的心里又布满阴云。生活中的各种不方便，让她觉得化疗是一个错误的选择，虽然病情得到了缓解、生命得以延长，但日子却幸福不起来。

后来经过中医治疗，张阿姨又回到了广场舞队伍中。

科普 小课堂

张阿姨的手足麻木是化疗药物所致的周围神经病变（CIPN），是化疗常见的不良反应之一，其发生与化疗药物的种类、剂量、给药持续时间等多种因素密切相关，主要表现为四肢末端对称性、进行性麻木，针刺样疼痛，振动觉、精细触觉和本体感觉敏感度下降。目前西医对该病没有更好的治疗办法，大多采用营养神经、补充神经生长因子，或者给予谷胱甘肽抗氧化治疗，但疗效欠佳。

中医认为，化疗药物易伤人体正气，尤其是阳气亏损，导致机体失于温煦，卫外不固。另外，经过多次化疗后，脾胃功能受损，运化功能失司，导致气血亏虚。气虚推动无力，血液运行不畅而成瘀血，血虚筋脉失养。因此，在感受风寒、冰冷刺激后，四肢末端皮肤出现麻木、疼痛，甚者不能持物。根据临床表现，可将其归属于"痹证""寒痹""麻木""痿证"等范畴。

关于痹证，中国古代医书中早有记载。《灵枢·九针篇》曰："邪入于阴，则为血痹。"《素问·五脏生成篇》曰："卧出而风吹之，血凝于肤者为痹。"《素问·痹论篇》记载："其不痛不仁者，病久入深，荣卫之行涩，经络时疏，故不通，皮肤不营，故为不仁。"《金匮要略》曰："血痹，阴阳俱微，寸口关上微，尺中小紧，外证身体不仁，如风痹状，黄芪桂枝五物汤主之。"《张氏医通》云："气虚则麻，血虚则木。"《医林改错》云："元气既虚，必不能达于血管，血虚无力，必停留而瘀。血脉瘀阻，不能达于四末，筋脉失于濡养，则肢体麻木不仁，络脉瘀阻，阳气不能鼓动，则刺痛难忍遇寒加重。"《杂病源流犀烛》中记载："麻，气虚是本，风痰是标；木，死血凝滞于内，而外挟风寒，阳气虚败，不能运动。"因此，导致本病的因素不外乎虚、瘀、寒等。

该病病机属本虚标实，即气虚为本、血瘀为标，因此气阴两虚、血脉瘀阻为主要病理基础。根据辨证施治的原则，给予益气养血、温经通络、化瘀止痛的治法，可以选用中药熏洗进行治疗。中药熏洗水温的热力可疏通皮脂腺、汗腺、毛孔，中药的有效成分可由皮肤表皮渗透到达真皮层后被吸收，进入血液循环，发挥与内服相似的作用。此外，温水的热刺激能促进血液循环，协同中药畅通气血、疏经通络、散寒止痛。

常用的中医外治方如下：①川乌15g，草乌15g，细辛6g，桂枝15g，红花12g；②黄芪30g，当归12g，白芍15g，川芎15g，红花12g，地龙12g；③黄芪30g，桂枝12g，白芍12g，生姜15g，大枣10g；④黄芪30g，桂枝15g，当归12g，白芍12g，川芎15g，鸡血藤15g，红花10g；⑤黄芪30g，桂枝12g，白芍12g，当归12g，红花10g，鸡血藤30g，威灵仙12g，干姜10g，大枣10g；⑥黑顺片10g，桂枝12g，细辛3g，桑枝12g，络石藤12g，姜黄12g，威灵仙12g，川牛膝10g，苏木9g，当归12g，红花10g。

使用方法：将上述药物加水煎煮1h后滤出400～500 mL，用温水稀释至1500 mL左右，水温保持在38～42℃，将手或足放入水盆浸泡，每次20 min，每日2次。有手足皮肤病者慎用，并要防止烫伤。也可将上述方药粉碎混匀后装入纱布袋，每次一袋（30 g左右），置于热水中浸泡，待水温适宜后，再泡手泡足。另外，根据不同的症状及严重程度，可同时配合西药治疗。

日常生活注意事项：①保暖避风寒，尤其是手足的保暖，平时戴手套，避免双手直接接触刺激性药物或液体；②活动时要小心，避免摔倒，避免激烈活动和过重的体力劳动，使用锐器时避免伤及自己；③不骑车，不开车；④多吃新鲜蔬菜水果，增加维生素及微量元素的摄入，不喝酒，少吃辛辣刺激食物；⑤穿宽松、舒适的衣服；⑥保持乐观、开朗的心态。

河南省肿瘤医院　中西医结合科　王生

四、肺癌靶向治疗的不良反应及处理措施

一位肺癌患者家属打来电话,语气很焦急:"医生,我父亲吃了靶向药之后,鼻子和嘴巴周围疙疙瘩瘩的,还又红又疼,现在他都不敢吃饭了。两只脚有些脚趾红肿,有些地方都烂了。吃这药反应怎么这么大呀,现在该怎么办呢?"

根据这位正在接受达可替尼靶向治疗患者的家属的描述,判断是药物的不良反应引起的。那么靶向治疗有哪些常见的不良反应?又该怎么处理呢?

科普小课堂

肺癌是全球范围内最常见的癌症之一。随着医学研究的不断进展,肺癌的治疗方法在不断更迭和改进,常用的包括手术治疗、化疗、放疗、靶向治疗、免疫治疗等。对于存在基因突变的患者来说,靶向治疗的针对性强,疗效好,不良反应少。但是,肺癌的靶向治疗并非没有副作用,患者可能会面临一系列的不良反应。

1. 皮肤问题

靶向治疗中的一些药物可能会引发皮肤问题,如皮疹、皮肤干燥、瘙痒或手足综合征。应对方法包括定期使用温和的皮肤护理产品,避免使用会使皮肤变干的产品(如含酒精的产品),避免暴露于强阳光下,以及咨询医生寻求适当的治疗建议。若存在甲周创伤,应注意穿舒适、透气的鞋袜,做家务时戴手套,以减少创伤和感染。

2. 胃肠道不良反应

部分患者可能在接受肺癌靶向治疗后经历恶心呕吐、腹泻、便秘等不适。针对恶心呕吐,医生一般会在治疗前给予止吐药进行预防,可遵医嘱按时用药,

饮食上避免过于油腻或重口味的食物；针对腹泻，医生会根据其严重程度不同，给予口服补液或相应的药物治疗，饮食上应避免刺激性食物，保持足够的水分摄入；针对便秘，在医生指导下应用渗透性泻药（如乳果糖）或刺激性泻药（如番泻叶）等，有助于减轻症状。

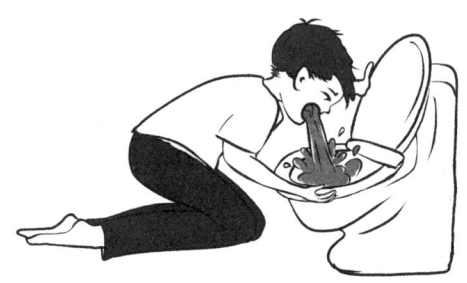

3. 口腔黏膜炎

部分肺癌患者应用靶向药后会出现口腔炎，建议定期用温水冲洗，避免使用含氯己定的漱口水，平时使用软毛牙刷进行口腔清洁，进行周期性的系统性口腔检查，同时咨询医生是否需要药物治疗。

4. 高血压

某些靶向药可能导致高血压。应注意监测血压水平，血压异常时，可通过改变饮食习惯、增加锻炼、必要时给予药物来控制。

5. 血液学毒性

服用靶向药物治疗期间，医生会监测全血细胞计数、凝血功能等，如果出现明显异常或存在感染、发热等情况，会适当增加监测频率。出现明显异常时，医生会调整靶向药的剂量甚至暂停用药，待毒性降低至一定水平再恢复用药。

6. 肝功能异常

一些药物可能对肝脏造成损害，导致肝功能异常。定期监测肝功能是关键，必要时遵医嘱调整用药剂量或治疗方案。

7.乏力

部分接受靶向治疗的患者可能会有乏力感，严重时甚至会影响日常生活，应及时咨询医生是否有必要进一步检查。日常生活中，患者应合理规划活动并充足休息，保持适当的营养，以减轻乏力感。

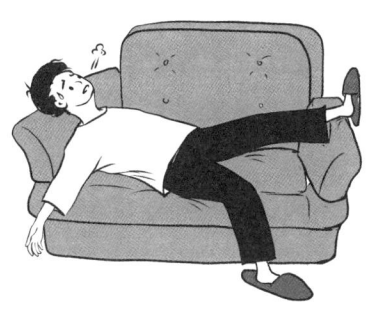

靶向药物不良反应较少，严重不良反应发生率较低，整体的安全性好。面对不良反应时，应与医生密切沟通，医生会根据患者的具体病情和不良反应程度调整治疗计划，确保最佳的治疗效果。最终，通过减轻不良反应，患者可以更好地受益于肺癌靶向治疗，获得更高的生存率和生活质量。

河南省肿瘤医院　肿瘤内科　墨玉清

五、免疫检查点抑制剂引起的免疫相关不良反应

科普小课堂

免疫检查点抑制剂引起的免疫相关不良事件可能涉及身体的任何器官或系统，胃肠道、皮肤、肝、内分泌和肺毒性较为常见。在出现轻度免疫相

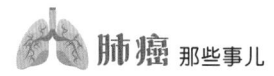

关不良事件的情况下,继续进行免疫检查点抑制剂治疗,并进行密切监测。中度至重度免疫相关不良事件可能损伤器官功能,导致生活质量下降,甚至危及生命。一般来说,对于1级毒性(除一些神经、血液学和心脏毒性以外),应在密切监控下继续接受免疫检查点抑制剂治疗。对于大多数2级毒性,可能需要暂停免疫检查点抑制剂治疗,并在症状和(或)实验室检查的数值恢复至1级或1级以下时再考虑恢复治疗,可能应用皮质类固醇激素。对于3级毒性,停止免疫检查点抑制剂治疗,并开始使用大剂量的皮质类固醇激素,如强的松 $1\sim 2$ mg/(kg·d)或甲泼尼龙 $1\sim 2$ mg/(kg·d)。皮质类固醇激素的剂量应在 $4\sim 6$ 周的时间内递减。如果在接受大剂量的皮质类固醇激素治疗 $48\sim 72$ h 后症状没有改善,对于其中的一些毒性可能需要使用英夫利西单抗治疗,当症状和(或)实验室检查的数值恢复至1级或1级以下时,可以重新挑战使用免疫检查点抑制剂。对于4级毒性,一般需要永久中止使用免疫检查点抑制剂治疗。

免疫相关皮肤毒性是免疫检查点抑制剂治疗过程中最常见的不良事件,包括炎症性皮肤病、大疱性皮肤病和严重皮肤不良反应。出现皮肤毒性的中位时间为4周,但范围为 $2\sim 150$ 周不等。皮疹或炎性皮炎包括多形性红斑、苔藓样、湿疹、银屑病、麻疹样和掌跖红斑感觉障碍或手足综合征。与免疫治疗相关的严重皮肤不良反应包括 Stevens-Johnson 综合征、中毒性表皮坏死松解症,免疫治疗引起的严重皮肤不良反应相关的症状可能包括发烧、广泛的皮疹、皮肤疼痛、皮肤脱落、面部或上肢水肿、脓疱、水疱或糜烂。

免疫相关胃肠道毒性包括结肠炎、肝炎、胃炎和小肠结肠炎。胃肠道毒性发作的中位时间为6周,范围很广,可以从第1周到第107.5周。免疫检查点抑制剂诱发的结肠炎相关症状可能包括腹痛、恶心、腹泻、便血或黏液以及发热,免疫检查点抑制剂诱发的肝炎相关症状可能包括黄疸、恶心或呕吐、厌食、腹部右侧疼痛、尿色深(茶色)、出血等。

免疫相关肺炎是一种不常见但潜在的严重毒性反应。在抗 PD-1 或 PD-L1 相关的研究中,报告的肺炎发生率为 $0\%\sim 10\%$ 。磨玻璃影或斑片状结节浸润,主要分布于下叶是免疫检查点抑制剂相关肺炎胸部影像的常见表现,临床表现多样,患者可能出现咳嗽、气喘、疲劳、胸痛,或无任何症状。

免疫相关性内分泌毒性包括甲亢、甲减、垂体炎、糖尿病、肾上腺功能不全。

免疫相关关节痛和肌痛，最常见的是骨关节或肌肉类风湿样改变，如关节炎、多肌痛样综合征和肌炎等。

免疫相关肾毒性包括肾炎或急性肾损伤。免疫检查点抑制剂的急性肾损伤发生率更高（范围在 9.9%～29%），主要表现为电解质紊乱而非肾功能下降。

免疫相关神经毒性，周围神经系统比中枢神经系统更易受到影响。

免疫相关血液毒性，溶血性贫血及免疫性血小板减少症是最常见的血液学毒性，中位发生时间为 40 d。免疫治疗引起的溶血性贫血患者可能会出现虚弱、苍白、黄疸、深色尿、发热和心脏杂音。免疫相关血栓性血小板减少性紫癜可表现为发热、轻度肾衰竭和神经系统表现，如癫痫发作、偏瘫和视力障碍。

免疫相关心血管毒性可包括心肌炎、心包炎、心律失常、心室功能受损伴心力衰竭、血管炎和静脉血栓栓塞。发生心血管毒性的中位时间为 6 周，出现的症状可能包括进行性疲劳、肌痛或虚弱、心悸、胸痛、晕厥前兆或晕厥、气短和外周水肿，严重病例可出现心源性休克或猝死。免疫治疗引起的血管炎和静脉血栓栓塞症相关症状可能包括疼痛、四肢肿胀、皮肤静脉可见度增加或紫癜、红斑和紫绀，伴有不明原因的发热、呼吸困难、胸痛、咳嗽、喘息或咯血。免疫介导的心肌炎可能导致心力衰竭和（或）心律失常，心肌炎可能是暴发性、进行性，甚至危及生命。

免疫相关眼部毒性包括葡萄膜炎、虹膜炎和巩膜外层炎，中位发病时间为 5 周。免疫治疗引起的眼部毒性相关症状可能包括视力模糊、色觉改变、畏光、扭曲、暗点、视野改变、复视、触痛、眼球运动疼痛、眼睑肿胀、眼球突出、发红和（或）干燥。

免疫相关输液反应并不常见，相关的症状通常表现为低烧、寒战、头痛或恶心，严重者可能出现心动过速、血压不稳定、低氧血症、胸痛、咳嗽、呼吸急促、喘息、潮红、出汗、荨麻疹或瘙痒、血管性水肿和先兆晕厥或晕厥等其他症状。

安阳市肿瘤医院　肿瘤内科　张宁

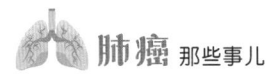

六、免疫治疗后出现皮肤瘙痒、皮疹怎么办?

王大爷前不久查出了晚期肺癌,并开始接受免疫治疗,但最近几天,他又有了新的烦恼——手足开始出现皮疹,发红、发痒,难以忍受。去医院就诊后,医生判断是免疫问题引起的皮肤不良反应。

王大爷:"医生,我手上脚上的疹子很痒,这到底是怎么回事啊?"

医生:"您这是免疫问题引起的皮肤不良反应的一种,叫斑丘疹。"

王大爷:"哎……我才用了一次药,不良反应就先来了,这免疫治疗到底靠不靠谱呀?"

医生:"您不用太过担心,药物或多或少都会有一些不良反应,皮肤的不良反应是免疫治疗最常见的不良反应。来自研究的统计数据表明,1/3～2/3的人都有相似的经历。由于这种事件常在开始治疗后的2～3周出现,而免疫起效相对较慢,有的要3个月之后才开始见效,所以确实可能出现您现在的情况。"

王大爷:"这么说,在使用免疫治疗期间一定要有足够的耐心,如果因为担心不良反应或没看到效果而过早停药,就得不偿失了。"

医生:"正是如此。免疫治疗引起的皮肤反应如果能被及时发现、尽早治疗,就能够得到很好的控制和逆转。"

科普小课堂

免疫相关皮肤毒性是免疫检查点抑制剂治疗过程中最常见的不良事件。大部分患者的免疫相关皮肤毒性是比较轻微的,经过及时发现、正确处理,大部分患者都能继续接受免疫治疗。

1. 及时发现

建立在对免疫治疗所致皮肤症状认识的基础上。一般来说，如果皮肤出现了瘙痒、红斑、起疱、白斑等，或者出现单个或多个皮肤结节并伴破裂出血，或者任何其他皮肤症状，应当立即就医。

2. 正确处理

除根据病情严重程度制定处理原则之外，不同类型的皮肤不良反应的具体治疗方案也有所不同。例如斑丘疹，不良反应皮肤面积较小时可继续免疫治疗，局部使用保湿霜或激素软膏等；不良反应皮肤较多的情况下，就需要给予静脉激素，并永久停用免疫治疗；如果存在瘙痒，还可使用抗过敏药物。日常生活中也有一些护理措施，做到这些，对管理好皮肤不良反应大有益处。可以把这些措施分为3个方面，分别是保护皮肤、减少刺激、缓解不适。

（1）保护皮肤：采取温和的方式护理皮肤，如使用非皂类（成分里不含有月桂酸、肉豆蔻酸、油酸、亚油酸、棕榈酸、硬脂酸等）清洁皮肤；涂抹含尿素或甘油的保湿制剂，保持皮肤湿润；穿柔软宽松的纯棉衣服，以防皮肤摩擦和破损。

（2）减少刺激：不要搔抓皮肤，避免日晒，可打遮阳伞、涂防晒霜、勤剪指甲等。

（3）缓解不适：尝试缓解皮肤的不适，比如局部冷敷或涂抹有凉爽作用的薄荷或樟脑制剂；温水盆浴，避免热水洗浴；休息或活动时保持周围环境温度适宜，避免出汗；遵医嘱使用对症药物。

河南省肿瘤医院　肿瘤内科　尹松珂

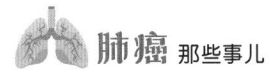

七、免疫治疗相关性垂体炎

大年初一早上,张大夫没有被鞭炮声吵醒,而是被一通电话惊醒。"张医生,不好意思,大过年的打扰你了,"一个老患者说,"我一个亲戚是肺癌患者,之前在县医院住院,这段时间一直吃饭不太好,今天看着有点迷糊。"通知患者马上过来的同时,张大夫也紧急驱车前往医院。

患者一到,马上进行查体,他的意识已经模糊,护士和家属搀扶着他上了病床。紧急抽血化验,同时询问患者家属以前的治疗情况,家属说:"肺癌也不该影响吃饭啊。"当家属说到PD-1单抗的时候,谜底基本揭晓。

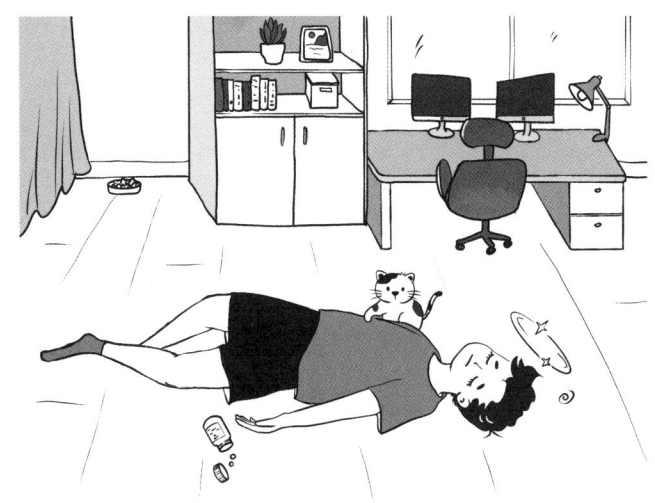

科普小课堂

这个患者到底是因为什么不能吃饭呢?

该患者既往进行了近1年的PD-1单抗治疗,也就是免疫治疗,其常见但是往往被忽略的一种不良反应——免疫治疗相关性垂体炎容易导致上述情况的发生。

（一）如何判断是否发生了免疫性垂体炎？

垂体 MRI 主要表现为垂体肿胀或增大，有些 MRI 没有变化。

实验室化验是关键。主要表现为脑垂体-肾上腺轴失调，导致促肾上腺皮质激素和皮质醇下降；脑垂体-甲状腺轴失调，引起血清促甲状腺释放激素（TSH）紊乱。

典型症状为头痛及视野缺损；还有一部分表现为畏寒（怕冷）、食欲减退（不想吃饭）、疲劳、恶心、呕吐、心动过速等；部分严重者可出现肾上腺危象，危及生命，主要表现为低血压或休克、发热、恶心、呕吐、意识障碍、电解质紊乱等。

该患者出现了意识障碍、电解质紊乱，尽管没有时间进行头颅核磁检查，但在相应的其他化验结果出来之前，需要紧急处理。结合症状和治疗过程，初步判断该患者符合垂体炎所致的肾上腺危象，医护配合，一针下去，患者慢慢恢复了意识。后续化验指标也验证了医生的推理：皮质醇明显下降。

（二）是什么让患者恢复了意识？

一旦确诊为2级以上（不良反应的分级）的垂体炎，需要立即中断免疫治疗，并采用激素替代治疗（HRT），如促肾上腺皮质激素和皮质醇下降用皮质激素（泼尼松），甲状腺素降低用左甲状腺素片补充。该患者在昏迷状态下，紧急静脉注射了地塞米松（一种皮质激素）进行治疗，恢复意识后，改为口服泼尼松片。

（三）患者还能继续应用免疫治疗吗？

只要给予激素替代治疗，患者症状恢复正常后，是可以继续使用免疫治疗的。当然，在免疫治疗期间，激素替代治疗不能中断，并且要定期复查相应的激素水平。免疫治疗停止后，激素水平恢复正常，这个时候激素替代治疗是可以停止的。

经过后续的补液、营养支持治疗，该患者恢复了正常。继续口服激素，

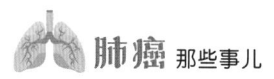

补充生理需要量。由于抗肿瘤治疗仍然有效，继续使用PD-1单抗。

新乡医学院第一附属医院　肿瘤内科　张敏

八、免疫治疗不良反应的发生时间有什么区别？

张大爷今年70岁，虽然不幸罹患了肺癌，但经过免疫联合化疗的新辅助治疗后，成功进行了手术切除。考虑到纵隔淋巴结的转移，医生建议术后免疫维持治疗1年。前期的治疗一直比较顺利，张大爷也信心高涨，可是在维持治疗到第10个月的时候，张大爷突然开始腹泻，大便里带有很多黏液，自己吃了一点氟哌酸，可是症状越来越重，还伴随有腹痛、腹胀，甚至大便中开始带血，张大爷和老伴商量后，赶紧与主管医生联系办理了住院。后来经过肠镜等相关检查，确诊为免疫相关性肠炎，在积极对症治疗后，病情得到了控制。

张大爷心里很纳闷，这个药都用了快1年了，怎么会出现副作用呢？主管医生向张大爷进行了耐心解释：免疫相关的不良反应，发生时间是因人而异的，并不是前期没有任何不良反应，以后就不会发生。那么，免疫相关性的不良反应，发生时间究竟有何区别呢？

科普 小课堂

在免疫治疗的疗程中，86%任意等级的免疫相关不良反应发生在前6个月，比如皮肤毒性的发生可能在前几天或者前几周就会发生，内分泌的毒性往往在用药后的2个月左右发生，而胃肠道、肝脏的毒性则一般发生在用药后的3个月左右。6个月后，只有14%的患者发生任意等级的免疫相关不良反应，其中比较常见的有皮疹（15%）、结肠炎（12%），而包括肝炎、肺炎、瘙痒、关节炎、甲状腺功能减退等其他内分泌毒性的发生率仅仅在 5% 左右。1 年后，患者皮疹的发生率在 12% 左右，结肠炎、瘙痒、关节炎、甲状腺功能减退等的发生率在 5% 左右，免疫相关的肺毒性、肌肉骨骼毒性、肾毒性等的发生时间则有很宽的时间窗。对于高危人群要密切关注，比如既往患有自身免疫性疾病、有基础心脏疾病、糖尿病、间质性肺病、慢性结肠炎等患者，要进行充分的治疗期评估和治疗后再监测。

免疫相关的不良反应发生时间不尽相同，具体到每个人身上更是千差万别。在免疫治疗过程中，要时刻警惕不良反应的发生，千万不能掉以轻心！一旦出现身体的不适症状，要及时和主管医生沟通，排查是否为免疫相关的不良反应，及时对症治疗，以免延误病情，造成严重的后果。

南阳市第二人民医院　肿瘤科　柳云飞

九、肺癌患者不容忽视的难言之隐——便秘

抗肿瘤过程中，很多化疗药会产生抑制肠蠕动的毒副反应，而便秘是患者在进行止痛时不可耐受的副作用之一，因此在肿瘤病房经常出现以下情景。

护士："王大妈，你怎么了？脸色不太好看。"

王大妈："我连续好几天没排便，肚子实在胀得难受，想解又解不出来。有什么办法吗？"

科普小课堂

受抗癌药物、止痛治疗及精神压力、心理作用等因素的影响而导致的便秘，成为晚期癌症患者常见的毒副反应，严重影响患者的生活质量，是不容忽视的问题。

出现便秘之后，需要及时向医生反映，同时注意生活细节。

（1）腹部按摩：从右下腹开始，以轻柔的力道做顺时针方向按摩，每次10～20圈，一天3～4次，可促进肠蠕动，帮助舒缓腹胀感，促进粪便排出。

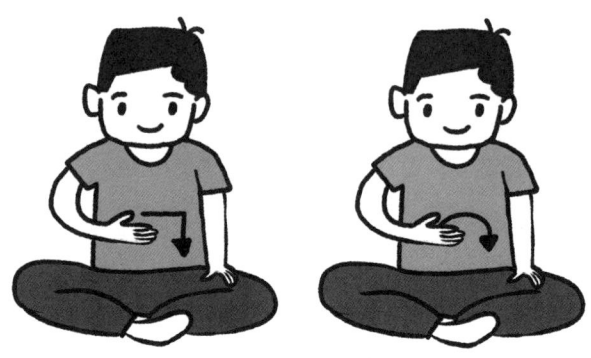

（2）多吃富含粗纤维的食物，如绿叶菜、香蕉、苹果等，都能起到润肠通便的作用。多喝水，每天早上起来喝一杯温开水（约500mL），能够迅速进入肠道，刺激肠道产生便意，既简单又管用；化疗后多喝水也是有必要的，一天的饮水量可以达到2000～3000mL。如果喝不下那么多水，喝汤、吃水果、喝果汁也可以。平常可以适当运动，饭后进行腹部按摩；养成每天排便的习惯，大便时间规律，对预防便秘很有益。

（3）必要时使用润肠、通便、调节肠道菌群的药物。

河南省肿瘤医院　肿瘤内科　尹松珂

十、恶心、呕吐不可怕，提前预防是关键

护士："张老师，您明天要开始化疗了，我跟您讲下化疗前、中、后的

注意事项。"

张老师:"那会不会很痛苦?吃不下东西怎么办?"

护士:"您别过于担忧,我们一起来了解一下。"

科普小课堂

随着放化疗、分子靶向治疗、免疫治疗等各类抗肿瘤药物及治疗手段的日益兴起,患者在恶性肿瘤诊疗过程中有了越来越多的选择,却面临着不同类型的副作用。

化疗作为抗肿瘤治疗的主要环节,由其引起的化疗相关性恶心、呕吐是患者最主观且不可忽视的感受之一,往往严重影响患者对治疗的依从性和耐受度,甚至会导致治疗效果受挫或治疗中断。因此,如何有效地防治此类不良反应至关重要。

1. 呕吐产生的原因

导致化疗后呕吐的机制目前尚不完全明确。由于人体化学感受器(接受内、外环境化学刺激的感受器的总称)触发区、呕吐中枢和胃肠道分布着许多神经递质受体,化疗药物(如阿片、吗啡、洋地黄)及其代谢产物刺激这些受体,可能是化疗诱导呕吐的原因。

2. 呕吐的分类

按照发生时间及治疗效果,化疗相关性恶心呕吐通常可分为急性、延迟性、预期性、爆发性及难治性 5 种类型。

(1)急性恶心呕吐:发生在患者口服或静脉用药后 24 h 内,用药后 5～6 h 达到高峰,但多在 24 h 内缓解。

(2)延迟性恶心呕吐:发生在患者口服或静脉用药 24 h 之后,用药后 48～72 h 达到最高峰,可持续 6～7 d。

(3)预期性恶心呕吐:发生在曾接受化疗的患者中,在下一次化疗前即出现恶心呕吐。其发生常与既往化疗的不愉快体验有关。

(4)爆发性恶心呕吐:患者已使用预防药物,但仍出现恶心呕吐并(或)

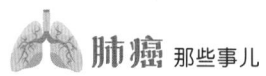

需要进行止吐治疗的情况。

（5）难治性恶心呕吐：患者在以往化疗中使用止吐治疗失败，后续仍出现恶心呕吐。

3. 止吐治疗

在居家环境中，多数病友用药依从性较难得到保证，用药过程中产生的问题也往往无法及时得到解决，这也是用药安全管理的难点之一。

《中国肿瘤药物治疗相关恶心呕吐防治专家共识》推荐，日间化疗患者在化疗前使用长效或复方止吐药物（盐酸氯丙嗪片、复方利血平氢氯噻嗪片）可减少居家给药的需求，居家患者使用口服或外用剂型止吐药物可增加用药的便利性和患者的舒适性。

4. 饮食指导

化疗药物在杀伤肿瘤细胞的同时，对正常细胞同样有杀伤作用，因此患者在接受化疗前可适当补充营养。鼓励进食高蛋白、高热量、高维生素、易消化的食物，以及新鲜水果、蔬菜等，注意粗细搭配、荤素搭配，少量多餐，避免油腻、辛辣刺激食物。

灵活掌握进食时间，化疗后 1～2 h 避免进食；提供良好的进餐环境，以免发生呕吐，为化疗准备良好的身体条件。

患者在化疗前后可遵医嘱用药，以降低呕吐发作风险或抑制化疗后呕吐的发生，同时可适当食用口味清淡、易消化的清粥、蛋羹、汤面等，减轻消化负担，从而改善呕吐症状。

河南省肿瘤医院　肿瘤内科　尹松珂

第六篇

护理与康复

一、肺癌患者居家如何护理?

二、步步为"营"——肺癌患者全程饮食管理

三、一点劲都没有,只是因为吃得少吗?

四、不吃,就能把肿瘤"饿死"吗?

五、用"心"关爱——肺癌患者的心理护理

六、肺部疾病治疗后还要康复吗?

七、营养都在汤里吗?

八、肺癌患者的心理康复

九、聊聊老年肿瘤那些事

十、肺癌患者靶向治疗时能吃西柚吗?

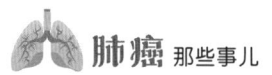

一、肺癌患者居家如何护理？

王阿姨确诊右肺腺癌1周，第1周期静脉化疗顺利结束，医生查房时告知她可以办理出院手续了。能出院了，王阿姨和老伴高兴的同时也皱起了眉头，回家后应该注意些什么呢？

科普小课堂

肺癌患者病程与治疗周期长，出院后的居家照护也是非常重要的过程，这不仅能缓解患者的不良情绪，还能改善患者的生活质量，延长生存期。那么，居家护理要注意些什么呢？

（一）康复锻炼

1. 缩唇腹式呼吸练习

吸气时嘴巴闭紧，鼻吸气，腹部隆起，吸气末屏气2～3 s；呼气时，嘴巴呈吹口哨状，腹部凹陷。

2. 有效咳嗽咳痰练习

先在胸腔内进行2～3次短促有力的咳嗽后深吸一口气，屏气3～5 s，再进行一次爆破性咳嗽，将痰液咳出。

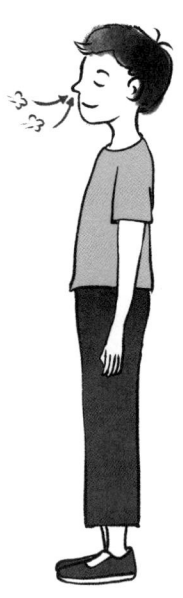

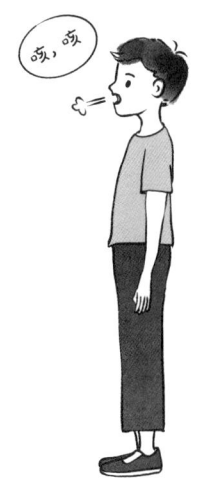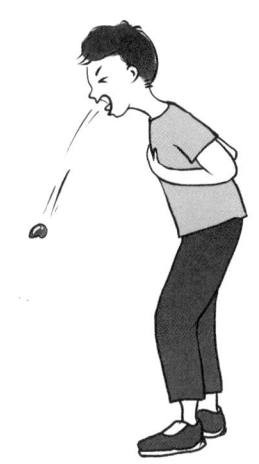

3. 吹气球练习

用鼻慢慢深吸一口气,屏气 1~2 s 后对着气球口吹气,直到吹不动为止。每天 3 次,每次 10 min。

4. 吹泡泡练习

用鼻子慢慢深吸一口气,屏气 1~2 s 后对着吸管口慢慢吹气,直到吹不动为止。每天 2~3 次,每次 5~10 min。

5. 爬楼梯练习

坚持爬楼梯 1~2 层,每天 1~2 次;逐渐增加至 5~6 层,每天 1~2 次。

6. 日常运动

散步是最常见的有氧运动方式。慢跑可以有效增强呼吸功能,提高通气和换气功能。八段锦、太极拳可以科学地调节呼吸功能,对肺功能起积极作用。注意气候、温度变化,尽量避免感冒,如发生上呼吸道感染,应及时就医。

(二)饮食调节

良好的饮食对肺癌患者的康复有促进作用,家属应根据患者喜好准备丰富多样、清淡、易消化的食物,如鱼粥、肉粥、薏米粥、百合粥、枸杞粥等各种粥类。配合新鲜水果、蔬菜及豆制品,可以润肺、增强人体免疫力、帮助身体恢复。平时注意患者的口味及反应,注重菜肴的色、香、味搭配;保持规律的饮食习惯,少量多餐;饭前、饭后勤漱口,保持口腔卫生,防止口腔疾患;干燥季节注意多喝温开水,增进患者的食欲;进食后2 h内不宜平卧;避免进食含盐量高、辛辣刺激性食物。

（三）皮肤护理

肺癌患者口服靶向药物期间易出现皮疹,因此平时应注意减少日光直晒时间,防止外露皮肤的暴晒;洗漱时尽量不用碱性肥皂或过热的水,应使用温水或不含酒精的润肤品;宜选择纯棉、吸汗、宽松、透气的衣服和鞋袜,每次进食后用生理盐水漱口等。长期卧床的肺癌患者特别容易出现压疮,需使用全棉的床褥,并保持床褥平整,做到勤翻身、勤更换。

（四）定期复查

有效治疗后,患者病情得到缓解和控制,并不等于痊愈,仍需严格遵循医嘱定时复查:术后(或结束辅助治疗后)第1～2年每3个月1次,第3～4年每4～6个月1次,第5年后开始每1年1次。

提供综合社会支持,促进患者重回社会。家属可以根据患者的需要,积极调动环境因素与社会资源,给患者提供帮助、鼓励和支持,最大限度地恢复患者的社会功能。

河南省肿瘤医院　肿瘤内科　韩革燕

二、步步为"营"——肺癌患者全程饮食管理

"脸色蜡黄,骨瘦如柴……"是许多人对肿瘤患者的印象,60多岁的刘

阿姨就是这样一名患者。刘阿姨曾经因为肺癌接受过放化疗，后来出现的复发让她失去了治疗的信心，拒绝检查和治疗。随着疾病的进展，刘阿姨逐渐出现吞咽困难、厌食、乏力等症状，日渐消瘦，卧床不起，后经家人苦劝，她终于同意住院治疗。入院时身高160 cm的她只有35 kg，躺在洁白的病床上显得瘦小又无助。入院后经过评估，刘阿姨的肿瘤压迫食管导致上消化道梗阻，合并重度营养不良，医生给予她鼻饲饮食等营养支持治疗。经过将近4周的营养治疗，刘阿姨体重增加了近4 kg，脸色逐渐红润起来，也能下床活动了。

科普小课堂

营养不良是恶性肿瘤常见的并发症之一。40%～80%的肿瘤患者存在营养不良，营养不良又会导致治疗耐受性下降，影响治疗效果及预后。肺癌是营养不良发生率较高的肿瘤之一，其本身或纵隔淋巴结转移癌对食管产生压迫，可影响进食，上面的刘阿姨就是这种情况。此外，肺癌引起的呼吸困难导致患者大脑缺氧，对化学感受器所传递的饥饿信号反应迟钝，对食物的味觉、嗅觉也会发生改变，从而出现厌食。肺癌本身也可以刺激和诱导宿主免疫细胞产生各种细胞因子，导致糖、脂肪、蛋白质代谢异常，引起营养不良。肺癌常用的治疗方法，如手术、放化疗、靶向治疗、免疫治疗等，也会引起恶心、呕吐、腹泻、黏膜炎等相关不良反应，导致食物摄入减少及吸收障碍，从而发生不同程度的营养不良。因此，饮食营养干预对肺癌患者至关重要。

（一）手术治疗期间饮食营养管理

手术是临床治疗的主要手段之一，可以最大限度地切除肿瘤病灶，但会使患者产生一系列应激反应和术后并发症，加重代谢负担；患者消化吸收能力差，对于营养的需求增加，易导致营养不良的发生。术后初期，食物以细、软、烂、易消化为主，如稀粥、嫩蛋羹、藕粉、果汁、菜泥、肉泥、肉粥、酸奶等，经过一段时间后再逐步过渡到软食或普通膳食。避免辛辣刺激物、高脂、油腻及过度油炸食物。

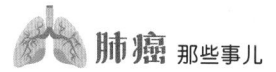

（二）放化疗期间饮食营养管理

化疗药物常常引起恶心、呕吐、腹泻、食欲减退、味觉改变、厌食等，建议在化疗期间采用高蛋白、高维生素的饮食模式，摄取足量富含蛋白质的食物，如奶及奶制品、鸡蛋、瘦肉、鱼肉、大豆类食物等。合并贫血患者注意补充富含铁元素的食物，如动物肝、动物血、菠菜、红肉等。建议进食细软、易消化的食物，如鸡蛋羹、龙须面、肉泥丸子、豆腐、清蒸鱼、酸奶、软饭等。身边可备一些小零食，如面包、苏打饼干、水果、坚果等，随时补充营养。服用靶向药物期间不能吃西柚、杨桃、石榴这些水果，因为它们含有柚苷、呋喃香豆素类和类黄酮化合物柑橘素等，会干扰靶向药的氧化代谢，影响靶向药的疗效。

如在化疗期间出现恶心、呕吐等症状，应与主管医生沟通，应用一些止吐药物，不要空腹接受治疗。尝试流质食物，避免太油腻或太甜的食物，可选择淡味面包、苏打饼干或烤馍片等。注意补水，可根据自身口味喝一些清淡的肉汤、鲜榨果汁、功能饮料等。白细胞低时要注意食品卫生，不要吃生冷食、泡菜、咸菜、开水冲鸡蛋、外卖的熟食等，常温放置超过 2 h 的食物要彻底加热，防止肠道感染。

便秘者注意多饮水，增加富含膳食纤维的食物，如玉米、燕麦、绿叶菜、薯类、无花果、西梅、菌藻类等，多活动，固定时间排便，必要时与主管医生沟通处方通便药物。腹泻时注意摄取足量水分，服用益生菌；避免进食生的蔬菜、水果，以及容易导致胀气的食物及饮料，如洋葱、豆类、碳酸饮料、口香糖等。

肺癌患者在治疗过程中往往会接受胸部放疗或者头部放疗，放射线在杀死肿瘤细胞的同时，对周围正常组织也有损伤，可能会导致恶心、呕吐、头痛、放射性食管炎、吞咽不畅、咽干口燥等。放疗期间应多选择清淡无刺激、少油腻、滋阴生津、清热解毒的食物，如鲜藕芦根汁、生梨汁、葡萄蓝莓汁、荸荠汁、胡萝卜山药汁、绿豆百合汤、冬瓜汤、蜂蜜、银耳莲子粥等。尽量采用煮、炖、蒸等方法，少食多餐，多食鱼、肉、蛋、新鲜蔬果。可以用一些天然食物调味汁来调味，如菠萝、番茄、柠檬、薄荷等。忌食助湿生痰和辛辣的食物，如肥肉、韭菜、辣椒、胡椒、大葱、生姜等。

（三）康复期饮食管理

康复期注意保持健康的膳食模式，饮食中植物性食物至少占 2/3，包括全谷类食物（燕麦、玉米、糙米、小米等）、蔬菜、水果、豆类（黄豆、豌豆、红豆、蚕豆等）、菌菇类和坚果等；动物性食物占 1/3 或更少，包括家禽肉、鱼肉、畜瘦肉等。限制红肉及加工肉的摄入，用鱼肉、禽肉代替部分红肉及加工肉。避免或尽量少摄入含糖饮料及高能量密度的食物，如甜点、甜饮料、糖果、油饼、炸鸡块、炸薯条、热狗、汉堡包、香肠等。限制腌制或含盐量高的食物，如咸菜、咸肉、罐头食品、快餐食品等。尽量选择原生态食品，少食用深加工食品。限制酒精类饮品。不推荐通过膳食补充剂预防肿瘤，如有特殊情况，可在医生或营养师的指导下服用。注意保持健康体重，定期测量。建议每周监测体重变化，如果体重下降过快，如 1 周体重下降 1～2 kg 甚至更多，建议联系主管医生或营养师进行营养评估，若经过评估存在营养不良，建议在医生或营养师的指导下进行营养支持。

郑州市第三人民医院　肿瘤内科　王海存

三、一点劲都没有，只是因为吃得少吗？

医生："张叔，今天早上输液又晚了？"

患者："我早上出去喝羊肉汤啦！这几天吃饭明显好转，身上有劲了，手脚冰凉也不明显了。前两天出去走不了半条街，现在一条街走个来回也不喘。以前不舍得吃，虚得很，现在天天吃鱼吃肉，所以恢复得就快啦。"

医生："是啊！您刚来住院时，走两步就喘，脸色萎黄，我们还担心您是肺炎呢。结果检查完，只有营养不良、低蛋白。用了几天药，食欲好转，啥都好了。'人是铁，饭是钢'，一点都没错哦！"

科普小课堂

营养不良会降低患者对治疗的耐受性。这位患者是化疗后食欲下降，起初没有重视，每天的饮食量都比正常时少一些，逐渐出现身懒、活动少，甚至"小腿都细了"。每次化验血常规，白细胞都有减少，化疗疗程没办法按时进行，指标严重不足的时候医生不得不把化疗药物减量，这大大影响了抗肿瘤治疗效果。营养治疗可以减少化疗、放疗对患者营养的负面影响，保证治疗疗程和应有的疗效。

对于已存在营养不良或营养风险的患者，建议加强营养治疗。包括增加经口的肠内营养。就是多吃高蛋白、新鲜蔬菜和水果，可以以蒸、炖、煮的方式加工，避免油炸、烧烤这些不健康的烹饪方法。如果在化疗过程中，严重影响饮食，每日摄入能量不足需要量的60%，而且持续时间超过1周，或者根据患者既往情况、平时体质等预判他可能会有饮食减少甚至不能进食7 d及以上，或者出现体重下降时（要排除需要控制体重的人），就需要给予营养治疗。

单纯地增加营养，不能更好地改善患者的精气神，运动锻炼可以来助力。适当活动有助于维持患者的体重和肌肉量，使肌肉也能"强壮"起来，减少抑郁、疲劳的感觉，提高生活质量。营养与锻炼相结合被认为是维持肌肉功能的最优方式。推荐患者化疗期间在可耐受范围内保持体力活动，保持适量的有氧运动和（或）抗阻力训练来维持肌肉量，例如每天匀速步行15 min以上，或在专业教练指导下进行体能锻炼，每次持续10～60 min，每周3～5次。

故事里提到的这位患者，每天记录饮食的种类和数量，再计算出热量，有目标，有行动，不断增加饮食，精神和力量得到明显改善，随后开始骑自行车进行有氧运动，很快就"满血复活"啦。

开封市中心医院　肿瘤科　李宁

四、不吃，就能把肿瘤"饿死"吗？

医生："阿姨，让您多吃点高蛋白食品，比如鱼、虾、瘦肉、蛋、奶，增加营养，您怎么还是只吃面条啊？"

患者："我不敢吃好的，更不敢多吃，要不营养都被肿瘤细胞吸收了，不是会长得更快吗？"

科普小课堂

在肿瘤患者的营养治疗中，存在很多误区。因为肿瘤患者不像手术的、外伤的患者，他们在增加营养的时候，难免有所顾忌，总是考虑这是不是不能吃、那是不是"发物"等。

一项来自国际大样本的关于8160例晚期肿瘤患者的研究结果显示，体重丢失量越大，体重指数（BMI）越低，生存期越短！也就是说，瘦得多，活得越短。肿瘤细胞是增殖很快的细胞，需要更多的营养，肿瘤晚期的患者常合并肝、肺、脑等转移，这些器官都是消耗人体能量大的器官，所以在肿瘤晚期需要更多的营养支持。同时，肿瘤细胞会分泌一些细胞因子，不断发出信号，让人的饱食中枢受到刺激，认为"我吃饱了"，从而引起患者厌食或食欲减退，容易引起营养不良。在治疗过程中出现恶心、呕吐、疼痛等症状，导致消耗增加并影响食物的摄入及消化吸收。因此，肿瘤患者更需要增加营养。

今天，给大家说说常见的误区。

误区一：不吃东西就会把恶性肿瘤细胞"饿死"

当然不会。其实医学上所说的"饿死"肿瘤，是指使用一些药物抑制肿瘤的血管新生、切断肿瘤细胞的营养供应，而不是靠不吃东西来"饿死"肿瘤细胞。当机体摄入营养不足时，更凶狠的肿瘤细胞会抢夺营养，使正常的

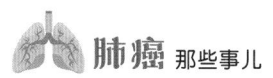

细胞无法发挥其生理功能,最终饿死的是患者本人。目前,还没有证据表明吃得营养太好会把肿瘤"喂"大而引起肿瘤复发转移。

误区二:每天喝汤,营养多多

很多人认为"营养都在汤里",肿瘤患者多喝汤就能补充营养。其实汤里的蛋白质含量仅是肉的1/15,脂肪、尿酸等含量比较高,所以想多补充营养,应将汤和肉一起吃。

误区三:贵的补品就是好的

昂贵的补品并不比随手可得的普通蛋、奶、鱼、肉等更有营养,如果经济条件允许,可以适量吃,但是不用过于追求。可以在专业的临床营养师指导下,根据自身身体状况,选择合适的食谱或医疗食品。

误区四:需要营养就去医院打营养针

打营养针属于肠外营养,而营养吸收最好的部位是胃肠道,经口或胃肠道给予的肠内营养更符合生理需要,还能保护肠道菌群。人为的营养针不能完美地模仿人体胃肠的吸收功能,而且有可能会增加心肝肾功能的负担,除非出现胃肠衰竭、重度呕吐、肠梗阻等无法通过肠道吸收的情况,才考虑肠外营养的营养针。

开封市中心医院　肿瘤科　李宁

五、用"心"关爱——肺癌患者的心理护理

"张姐,别老躺床上睡觉,多和隔壁床上的阿姨说说话,交流交流!"9床患者今年37岁,刚刚确诊了原发性右肺腺癌,情绪低落。面对肺癌患者,该如何做心理护理呢?

科普小课堂

肺癌已经成为全世界发病率和死亡率最高的恶性肿瘤。对于肺癌患者来说，治疗过程中患者自身的心理调适至关重要，患者家属和医护人员也应帮助患者共渡心理难关。要根据患者的性格特点和不同时期的心理特点，有针对性地开展护理，除创造安静、舒适、良好的休养治疗环境和提高患者同病魔作斗争的积极性外，还应做到以下几点。

1. 及时了解患者的心理变化

随时掌握患者的心理变化情况。要了解患者真实的心理状态，就必须关心患者，对患者的职业、文化、宗教信仰、家庭、配偶及其个人生活境遇等有所了解。同时还应熟悉患者的治疗方案和具体治疗方法，在全面掌握情况的基础上进行综合分析。根据他们各自不同的职业、心理反应、社会文化背景，制定出切实有效的预防措施和心理护理方案。

2. 恰当应用沟通技巧告知实情

在临床上，当患者诊断明确、疾病进展、预后不良甚至临近死亡，却仍未被告知实情，疾病不确定感伴随始终，让他们猜疑、焦虑、烦躁、寝食难安……患者的这些心理痛苦源自他们的知情权被"善意地剥夺"，所以，应在适当时机，采用恰当的沟通技巧告知患者实情。

3. 增强患者战胜疾病的信心

癌症患者一旦获悉自己患病，生的欲望会降低，而死的欲望会增强，这时护理的主要目的就在于唤起患者的希望和求生的信念。护理过程中要用坚定的表情、不容置疑的语言取得患者的信赖，再以患者病情改善的事实，帮助患者排除不良的心理状态。当患者萌发希望之后，要进一步鼓励患者承担力所能及的生活事项，鼓励他们驾驭生活。适当的活动不仅能使患者的身体直接受到锻炼，而且能帮助他们从压抑、焦虑、烦恼、苦闷中解脱出来，怡情益智，对心理起到积极的调控作用。

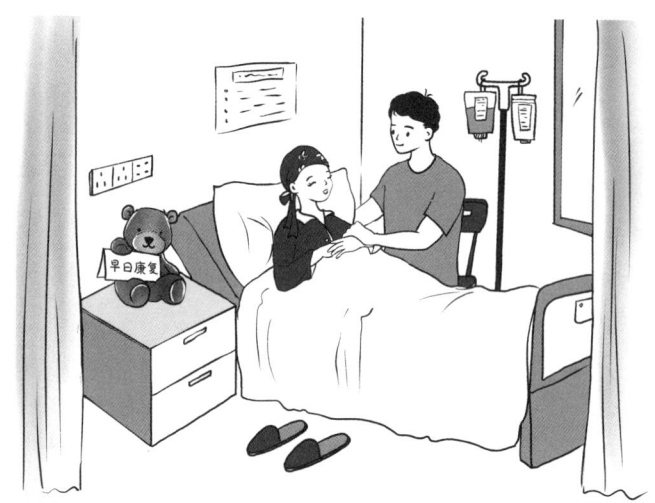

护士作为患者的主要照顾者,常常成为他们最信任的人,要引导他们面对当前的疾病状况,在疾病全程主动提供患者需要的信息,保持平和的心态,积极地参与到治疗照护计划中。

河南省肿瘤医院　肿瘤内科　韩革燕

六、肺部疾病治疗后还要康复吗?

老陈是一名司机,45岁的年龄,烟龄却有25年,按他的说法:"等活儿的时候无聊,抽烟解闷儿;跑长途的时候靠烟提神,尤其是跑夜路,夜里跑车怕打瞌睡,那烟更是一根接一根没个数。有时候次日还要接着跑,更是靠烟来'攒劲儿'。"

3年前老陈因为频繁咳嗽到医院体检,意外发现左上肺有一个肿块,深思熟虑之下住进医院。经过多学科会诊,考虑是早期肺恶性肿瘤,有外科手术指征。但老陈常年抽烟，年纪不大，慢阻肺反倒是比较明显，肺功能也不太好，虽然心里不大情愿手术，但还是按照医生的要求进行了戒烟及术前呼吸功能训练，随后进行左肺上叶的肿瘤切除。手术切除后分期倒是比较早，术后辅助化疗4个周期以后，就在门诊定期复查。老陈手术结束以后开始琢磨怎样能让身体健康，从治疗结束便跟着朋友跑步锻炼。但是老陈越跑越觉得不对劲，跑完之后除了关节肌肉酸痛，还感觉心慌气短，咳嗽明显。这两天受凉后更是咳嗽加咳痰，又住进了医院呼吸科，检查后发现是慢阻肺、代偿性肺气肿、左肺炎、心功能不全，经内科治疗后病情逐渐好转。询问后得知，老陈术后的锻炼没有专业人员的指导，全凭自己的感觉随心所欲进行，连忙联系呼吸康复医师进行运动处方指导。

科普小课堂

为何肺部手术后的患者也需要进行肺功能康复训练呢？

这里要先了解一下什么是慢阻肺。慢阻肺就是慢性阻塞性肺疾病的简称，包含慢性支气管炎、肺气肿、支气管扩张等一大类疾病，如今已上升为世界第三大致死原因，患病率、死亡率和致残率非常高。年轻时大量吸烟、呼吸道经常发生感染的人群，随着年龄的增长，患慢阻肺的概率会逐渐升高。尤其对于在此基础上做过肺部手术的患者，肺功能会进一步下降。

慢阻肺患者在术后、频繁感染、心功能下降、合并慢性消耗性疾病时，肺功能会逐渐下降，出现咳嗽咳痰加重、活动后气喘、静息状态气短、慢性呼吸衰竭、肺动脉高压、慢性肺源性心脏病等一系列疾病加重的表现。

对于慢性阻塞性肺疾病，持续控制病程进展是关键！

除了长效糖皮质激素吸入药物及改善气道顺应性药物治疗外，国际康复医学建议，肺康复是慢阻肺治疗中的重要内容。肺康复的主要作用是慢阻肺发作期间解决呼吸困难等类似症状，提高患者的活动耐力，预防疾病反复发作，降低死亡率。

肺康复一共有四大板块：评估、氧疗、运动及饮食。

（一）评估

评估内容包括呼吸功能、心理功能、睡眠质量、运动能力、日常生活能力、生活质量、吸烟状况和营养状况。

呼吸功能评估需要在医院使用专业的仪器并在专业人士指导下进行。抑郁、焦虑、躁动不安的心理状态对康复不利，肥胖、打鼾、胃食管反流、长期饮酒不仅影响睡眠质量，也对康复不利。运动能力评估一般采用 6 min 的步行试验：选一条笔直的平路，从开始计时起，以最快的速度行走，看患者 6 min 能走多远，将数值记录下来再咨询医生。建议慢阻肺患者尽量少炒菜做饭，避免油烟对呼吸道的刺激。无论何时何地均需要戒烟。肥胖患者进行减重练习，营养不良患者进行营养支持治疗。

（二）氧疗

患者在静息状态下动脉血氧分压低于 65 mmHg 时，建议进行吸氧治疗，有条件的话，建议休息和运动时均吸氧。在整个吸氧过程中，一定要监测生命体征，如果指脉氧数值低于 90%，需立即吸氧或及时就医。建议患者低流量吸氧（2～3 L/min）。如果持续吸氧后指脉氧仍小于 90%，或存在呼吸困难、咳嗽、咳痰等症状，需及时就医。吸氧使用的各类工具应勤清洁消毒，以免造成吸入性感染（注意：建议吸氧鼻导管每日更换，勿水洗，因其不易干燥，易造成呼吸道感染）。

（三）运动：呼吸训练、力量训练、被动训练

呼吸训练一：缩唇腹式呼吸。一手置于胸部，一手置于腹部，感受胸腹部的变化。嘴微合留缝，用鼻吸气、口呼气。吸气慢，呼气更慢，吸呼比基本达到 1∶3。吸气进来不要立即呼出，屏气 2～3 s 后缓慢呼出，保持腹部肌肉微微紧张。

呼吸训练二：深呼吸训练。主动进行尽力呼吸，增加吸入气体的量，让剩余的肺组织尽可能地膨胀代偿，替代已被切除的肺组织，减少肺功能的缺失。

呼吸训练三：腹式呼吸训练。通过调动腹肌的参与，增加膈肌的下降幅度，从而增加呼吸运动时的胸廓上下径，增加有效肺容量。

力量训练：靠墙训练。轻轻将后背靠墙，双下肢屈曲成 90°，髋部及臀部靠近墙面，尽量保持，感觉力量不足时缓慢站起。

被动训练：单腿站立训练，锻炼患者的平衡性。站立状态下，腿部呈 30°～45°角，维持时间尽可能长，支撑不了时换另一侧腿。

其他运动训练：如八段锦、太极拳等。

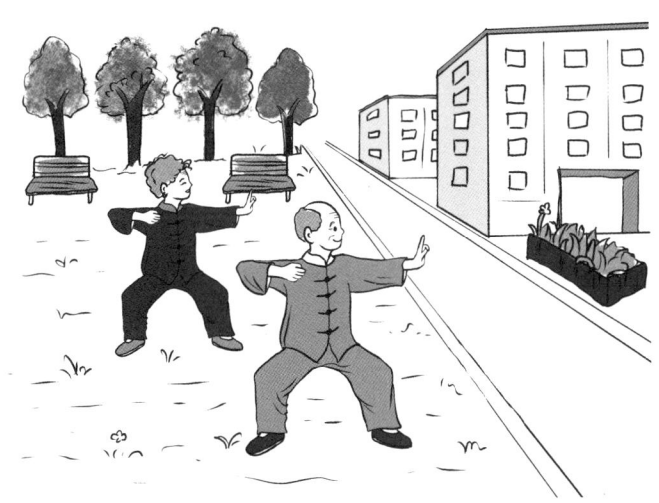

（四）饮食

通过适当减少碳水化合物的摄入比例来减少部分二氧化碳的生成，避免血液中二氧化碳浓度过高，减轻呼吸的负荷。要控制主食（粥、面、饭）的摄入量，保持碳水化合物的供能比例不超过 60%。适当增加高蛋白饮食，包括鸡蛋、牛奶、肉类、海鲜等食品，以提高身体素质和免疫力。高脂血症患者应控制红肉的摄入量，避免肉类中的饱和脂肪酸增加患者的心血管病变风险。建议高维生素、高纤维素饮食。补充足够的水果、蔬菜，对于身体尤其是肺部的保健有极大益处，不推荐榨汁。低钠饮食，每天的盐摄入量应保持在 5 g 以下。

患者肺癌术后的肺康复治疗是系统化的治疗，要多管齐下，多专业参与，给患者提供个体化、精细化的治疗建议，提高患者的生活质量。

三门峡市中心医院　肿瘤科　张向前

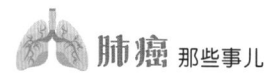

七、营养都在汤里吗？

小王的父亲得了肺癌，看着父亲化疗后日渐憔悴的状态，小王心急如焚，干厨师的他总是绞尽脑汁地想各种办法帮助父亲补充营养。

"医生，都说营养都在汤里，那我天天给他炖排骨汤、鱼汤好不好？"

"为什么一天三顿喝大补的汤，人还一天天地变瘦呢？"

对于小王的疑问，医生解释道："汤里的营养很有限，依靠喝汤不仅补充不了营养，甚至会出现高脂血症、高尿酸血症的营养失衡状态，久之还会出现体重下降、低蛋白血症。"

"汤都炖成白色的了，还那么香，怎么会没有营养？"对于医生的解答，小王显得更加困惑了。

科普小课堂

汤是中国人日常食谱中必不可少的一部分，因为烹饪手法多变、繁复，历史悠久，衍生出了中国特有的汤文化。

汤虽然好喝，但不代表它很有营养。营养学家通过研究发现，肉汤中主要包含的营养物质有水及水溶性物质，如维生素C、可溶性氨基酸和少量蛋白质、脂肪，汤口味鲜香的原因是可溶性的氨基酸（如谷氨酰胺）和油脂。乳白色的汤并非代表营养丰富，而是源自脂肪的乳化分解。以鸡汤为例，鸡肉中的蛋白质只有约10%会溶入汤中，20%以上的脂肪也会溶入汤中，仅喝汤不吃肉，相当于失去了90%以上的蛋白质，而大大增加了脂肪的摄入。对于健康人来说，营养缺口可通过摄入其他的食物得以补足，而对于肺癌患者来说，其本身就容易合并食欲不佳，再加上长期肿瘤消耗、治疗相关损耗，营养缺口更加难以通过其他食物代偿，久之就会出现营养不良（尤其以低蛋白血症为著）、高脂血症、高尿酸血症等代谢失衡的情况。

那么，肿瘤患者不能喝汤吗？非也。喝汤能够增进食欲、补足水分，使消化吸收更快，科学喝汤能帮助患者增加营养。何为科学喝汤呢？最为重要的一点就是"既要喝汤，也要吃肉"，对于消化吸收功能不佳或者消化道梗阻的患者来说，将汤内的固体成分通过料理机打成糊状，或者增加特医食品（例如整蛋白营养粉）补充，会帮助患者更好地消化吸收。总而言之，对于肺癌患者来说，营养治疗和抗肿瘤治疗两方面同时进行，才能让患者真正地做到吃得好、治得了。

新乡医学院第一附属医院　肿瘤内科　赵可雷

八、肺癌患者的心理康复

孙阿姨体形偏胖，属于心宽体胖类型的人，平素乐于助人，在单位也是人人喜欢。2个月前单位体检时意外发现双肺多发结节，考虑肺转移瘤。因担心患者心理压力大，以"肺功能不好"为由先安排其到全科医学科治疗。

在阅片灯上仔细阅看患者的外院CT片后发现，患者右侧腋窝淋巴结肿大，右侧乳腺形态和左侧有较大差异。查体发现患者右侧乳腺外上象限有一肿块，同侧腋下淋巴结肿大，遂建议患者尽快进行穿刺活检。患者及家属爽快答应，立即安排超声下乳腺肿块穿刺活检。2 d后结果回报考虑右侧乳腺浸润癌，5 d后免疫组化回报：ER（-），PR（-），HER-2（+++），结合患者术前PET-CT及ECT，至此诊断明确——右侧乳腺浸润癌伴腋窝淋巴结转移、肺转移。会诊后制定全身化疗联合抗HER-2靶向治疗，择期进行放射治疗。

治疗过程很顺利，肿块也逐渐缩小，但是孙阿姨的性格却悄然发生变化，焦虑、失眠、烦躁如影随形，尤其是近期化疗脱发后更是雪上加霜。家人反映患者时常突发性情绪失落伴哭泣，进食明显减少，体质也有所下降。护理团队立即对她进行了心理状态评价，判定为抑郁状态，请心理医生和肿瘤专

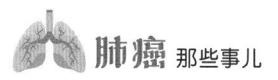

科护士进行心理辅导,并辅助抗焦虑药物进行对症治疗,患者逐渐从抑郁状态中走了出来,继续接受规范化抗肿瘤治疗。

科普小课堂

肿瘤患者的心理压力相当大,从患者癌症确诊之日起,贯穿于治疗前、中、后的抑郁、焦虑、烦躁,以及肿瘤治疗期间引起的疼痛、恶心、呕吐、便秘、脱发、消瘦等症状,对患者的生活质量影响巨大。

2013年,美国全国综合癌症网络(NCCN)首次发布了《癌症患者生存指南》,涵盖了焦虑和抑郁、认知功能、运动、乏力、免疫和感染、疼痛、性功能和睡眠障碍8个方面,这些内容都是肿瘤患者需要一一康复的。

例如,肿瘤切除术后的患者,其伤口疤痕愈合、胃肠道损伤导致饮食减少、器官切除后功能障碍、抗肿瘤治疗结束后门诊随访持续失眠……这些算真正的康复吗?

为什么反复强调恐惧、怀疑、沮丧?因为这些问题会给患者带来一系列的病理和生理问题,对治疗、预后、康复非常不利,不单出现于肿瘤患者身上,但肿瘤患者更突出。

过去的医学模式把人分为各个系统,甚至分为各个器官,分成各个专科,肿瘤患者治疗的时候,或者患者需要医生的时候,也要找不同的专科大夫、专科医院,追求专科化治疗的同时却忽略了心理方面的治疗。如今的医学模式不但关注患者的机体健康,更关注其心理健康和调整,在治疗过程当中,心理、社会、生理这三方面与医学治疗相辅相成。现代医学研究发现,当心理出现问题,例如焦虑,不是简单的表情或情绪的变化,更深层次的是免疫系统受到影响,通过神经体液免疫系统,导致免疫自然杀伤细胞(NK细胞)、NKT细胞等的免疫功能受到抑制。情绪低落的时候,也是免疫系统功能下降的时候,疾病更容易发生,所以这些类似的不良心理因素,对肿瘤患者的治疗、康复非常不利。

对肿瘤患者进行心理康复是指运用心理学理论和技术,对慢性病患者的心理状况进行评估、干预和治疗的过程。除了需要主管医师提前发现,精神科医生、心理医生、社会工作者参与，患者家属和朋友的家庭关怀，更需要患者本人给自己开的心中的药方，最终帮助自己重回社会。对于肿瘤康复期的朋友，可以自行进行心理正向暗示。以下建议可供参考。

1. 尽可能将不良情绪宣泄出来

可以向亲友、医护人员诉说，释放压力，缓解不良情绪；尽可能地回归社会，从事力所能及的工作，获得社会支持，如来自家庭、朋友、医生等的支持。

2. 参加社会性群体活动或康复社团

社团里的抗癌达人，可以让其分享抗癌经历，树立榜样，帮助社团成员建立战胜疾病的信心。

3. 向外走，不要封闭自己，创造条件多接触大自然

在身体条件允许的情况下，尽可能多去大自然中活动，如公园、森林、草原等。

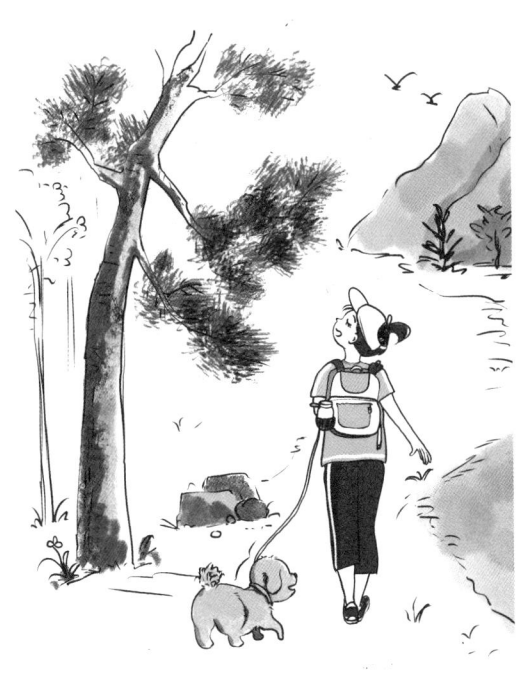

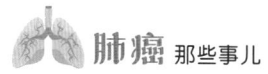

4.有意识地进行心理自我调节

通过深呼吸放松、太极、瑜伽、八段锦,以及力所能及的体育锻炼、读书等方式调节心理,缓解焦虑。

5.必要时联系心理科门诊

不良情绪持续存在并影响生活,可向心理医生咨询,由专业人员进行相关干预和指导。

肿瘤患者的康复不但包括机体功能的康复,更包括心理康复和社会功能的康复。对于肿瘤患者来说,摆脱不良情绪的影响,奔向明亮的未来,不但是医生努力的方向,也是医患共同希望的结果。

三门峡市中心医院　肿瘤科　张向前

九、聊聊老年肿瘤那些事

科普小课堂

随着科技日新月异地进步,物质、精神生活的充裕和富足,人类整体寿命在延长。我国是即将迈入重度老龄化社会的大国,人们随着年龄的增长,身体机能逐渐减退,随之而来的是各种疾病的发生,在这些疾病中,对人体危害最严重的就是恶性肿瘤。近年来,肺癌的发病率逐年提高,肺癌是目前全球"头号癌症杀手",以下就了解一下关于老年肺癌的一些事情。

(一)老年肿瘤的四大特点

1.发展相对缓慢

这是因为老年人的机体代谢能力下降,恶性肿瘤相对而言活性较低,导致肿瘤细胞倍增时间较长。

2. 易患多发性肿瘤

即一个人同时或先后患不同组织、器官的原发瘤。年龄越大，多发性肿瘤的比例越高，主要原因是老年人免疫系统退化，细胞因子的生产能力和免疫因子发挥水平普遍降低，使多种病原体和恶性肿瘤乘虚而入。

3. 无症状潜伏肿瘤多

主要是老年人身体机能减退，同时自身患有一些老年病，如周围神经病变、中枢神经系统病变、骨关节疾病、精神心理因素等，对疼痛等一些不适症状敏感性下降，这样会出现有些老年人患肿瘤后，表面上没有任何不适症状，实际上是被其他老年病所掩盖了而未能发现，往往检查后发现时已经到了晚期。

4. 手术、放疗、化疗机会少

老年肿瘤患者确诊时多属中晚期，身体状况并不适合手术，且由于患者年龄大、体质弱，多伴有心、肺等其他系统疾病，放化疗的毒副作用大，对患者机体更是会产生严重的不良影响。

（二）肺癌发生的原因

肺癌发病病因主要有吸烟、环境污染、职业接触、肺部慢性病，以及遗传基因易感性等。

1. 吸烟

吸烟是肺癌发病的最危险因素之一。吸烟者患肺癌的概率比不吸烟者高10倍以上，且与吸烟的量和时间的长短呈正相关。

2. 空气污染

车辆或工厂排放的废气、污水或烟雾都可能含有致癌物质。

3. 职业因素

长期接触放射性物质铀或吸入含石棉、镍、铬、砷等致癌粉尘的工作者，

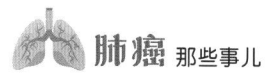

得肺癌的概率是一般人的 3～4 倍。

4. 肺部慢性疾病病变

慢性支气管炎、肺结核、弥漫性肺间质纤维化及慢性阻塞性肺疾病等，会使肺癌的发生率略微升高。

5. 家族史

可能与相关易感癌基因或抑癌基因的突变、激活相关。

6. 其他

高温煎煮或油炸食物产生的油烟污染可能与肺癌的发生有关。

（三）肺癌的常见症状

1. 长期咳嗽、咯血

肺癌早期咳嗽是较为常见的症状之一，部分患者会出现长期反复咳嗽的情况，随着病情逐渐加重，还会出现咯血的症状；如果在日常生活中出现连续 2 周或 2 周以上的咳嗽，并伴有咯血的症状，应及时到医院进行肺癌筛查，特别是长期吸烟的人群。

2. 胸闷、胸痛

胸闷、胸痛属于肺癌中较为基础的症状之一，其主要原因是肺部肿瘤不断生长，对肺部周围器官和组织产生了压迫和浸润，从而出现胸闷、胸痛的症状。

3. 肩膀疼

肩膀疼是肺癌的早期症状，其主要原因是肿瘤生长在肺部靠上的位置，随着肿瘤的不断生长，牵动胸膜，从而引发肩膀牵涉性疼痛。

4. 男性乳房变大

部分男性患肺癌后，会出现突然性乳房变大，这是因为部分肿瘤细胞有分泌相关激素的功能。如果突然出现不明原因的乳房变大，应及时到医院进行检查。

5. 反复发热，不明原因体重下降

肿瘤组织坏死可引起发热，多数发热是由于肿瘤引起的阻塞性肺炎所致。不明原因的体重明显下降，可能是癌症的信号。癌症患者体内肿瘤坏死因子会大量消耗患者的营养物质，导致其极度消瘦、贫血、乏力、行动不便，甚至完全卧床不起，伴有各脏器衰竭的情况。

（四）体检发现肺结节就是肺癌吗？

肺癌早期有相当一部分表现为结节，但是结节也可能是良性病变，恶性结节占30%～40%。临床中一般认为，肺部结节小于0.8 cm，边缘清楚光滑的，良性的可能性比较大，但仍需要定期重复检查；如果结节在短时间内快速增大，则不能排除是恶性的。所以，老年人的定期体检必不可少，而关于肺癌，低剂量螺旋CT扫描是主要筛查手段。

（五）老年人得了肺癌以后怎么治疗？

由于老年人自身器官功能衰退，多种慢性病随之出现，加上家庭经济条件及诸多社会因素等的影响，老年人肿瘤更需要个体化的治疗。那么，什么叫肺癌的个体化治疗，肺部恶性肿瘤该怎样治疗？其实，要根据患者所患肺癌的临床分期、组织病理、有无肺结核等肺部合并症等情况综合决策。

治疗的主要策略：对于早期局限性肺癌，首选根治性手术治疗；对于中期可以行根治性手术切除的，首选术前辅助放化疗，创造更适合的手术机会后给予根治性手术治疗；对于中期无法行根治性手术或晚期肺癌，则视具体情况选择给予靶向、免疫、放化疗联合全身用药治疗，也可以选择局部X刀、伽马刀、射波刀、粒子植入等局部治疗的措施，达到控制疾病的效果。

通过合理治疗，老年肿瘤患者可以做到带瘤生存期延长，生活质量提高，安享晚年。相信在未来，随着对肺癌研究的不断深入，越来越多的患者能够获得更好的预后，达到带瘤生存、长期生存，肺癌也真正地成为慢性病！

河南科技大学第二附属医院　老年医学科　闫俊丽

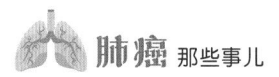
肺癌那些事儿

十、肺癌患者靶向治疗时能吃西柚吗？

赵阿姨被确诊为晚期肺癌后一直郁郁寡欢，对未来的生活充满了担忧，一度想要放弃治疗。在家人的不断鼓励和开导下，赵阿姨慢慢转变了想法，但是因为之前听说化疗会掉头发、恶心呕吐，治疗过程不好受，她十分抵触化疗。后来，基因检测结果提示存在基因突变，因此可以吃靶向药治疗而不用化疗，这也让赵阿姨轻松了一些。

赵阿姨："医生，我的亲戚朋友建议我多吃一些水果，包括西柚，说它富含维生素还能抗氧化，能提高免疫力。但是我听有些病友说吃西柚会影响抗癌药的药效，是真的吗？"

医生："西柚中含有一种叫作'柚皮素'的化合物，它可以影响某些药物在体内的代谢过程。简单来说就是，它会导致药物在体内的浓度升高，增加药物的毒性和副作用。所以，建议肺癌患者在靶向治疗期间最好不吃西柚。"

赵阿姨："抗癌药挺贵的，如果吃西柚能增加药物浓度，那不是就能少吃抗癌药吗？"

医生："药物的应用剂量都是根据大量临床试验总结出来的，吃多少西柚才能让抗癌药精准发挥药效不好把握，所以还是不要自己随意调整用药剂量。"

科普小课堂

西柚由于挂果的时候果实密集，呈簇状，好像一串串垂吊的葡萄，因此又名葡萄柚。作为四大柑橘类水果之一，西柚虽然柔嫩多汁、营养丰富，但是对肝脏中的一种名叫CYP3A4的代谢酶抑制作用非常强。千万不要小看了这种代谢酶，目前使用的近半药物在体内发挥作用后都要经它代谢而失去活性。因此，一旦这种酶被抑制，会导致很多经它代谢的药物无法在体内正常代谢失活而出现浓度成倍上升的情况，就如同吃了过量的药物一般，会导致不良反应增加甚至中毒。

有哪些常用的肺癌治疗药物主要由这种CYP3A4酶代谢失活呢？比如靶向药物安罗替尼，化疗药物多西他赛、紫杉醇、长春瑞滨、依托泊苷，使用期间都不建议食用西柚；其他化疗药物，如顺铂、吉西他滨等单抗类药物并不经CYP3A4酶代谢失活，使用期间可以食用西柚；培美曲塞经肝脏代谢有限，受西柚影响不大，但也不能多吃。

除了西柚，柚子、橙子、橘子虽然也属于柑橘类水果，但是相比西柚，对CYP3A4酶抑制作用较弱，少量食用不会对药物代谢有大的影响。

因此，肺癌患者治疗期间并不是绝对不能吃西柚，而是要根据所使用的具体药物治疗方案来决定。

河南省肿瘤医院　药学部　杜娟
河南省肿瘤医院　肿瘤内科　墨玉清

第七篇

中医篇

一、只吃中药能治好肺癌吗？

二、怎样选择中医药治疗？网上查的偏方可以吃吗？

三、肺癌的中医治疗思路

四、得了肺癌要不要吃中药？

五、肺癌患者在化疗后出现毒性反应时用中医药能治好吗？会不会促进癌细胞的生长和扩散？

六、肿瘤复发转移结节必须切除吗？中医"带瘤生存"有何妙招？

七、中医在肺癌诊疗中的作用

一、只吃中药能治好肺癌吗？

王大爷近2个月来一直咳嗽，伴右侧胸部疼痛，偶尔还有咳痰带血，吃药总也不见好，儿子王某带他到医院做了各项检查，确诊为右肺鳞癌。

主治医师李医生告知王某："老先生的病已经诊断清楚了，是肺鳞癌，万幸的是没有发现转移。通过多学科专家会诊，认为最好做手术，争取治愈。目前肿瘤和肺门的淋巴结都有点大，建议先做一下放化疗，肿瘤缩小了再做手术，术后根据病理结果再决定是否进一步治疗。您和家人商量一下，同意的话给我回个话，我们尽早安排治疗。"

王某没有立即表态，而是给各个亲戚打电话征求意见，第二天来找李医生说："我们不做手术，不放化疗，只吃中药治疗可以吗？我们村有个得肺癌的人，做手术了，也放化疗了，钱花了，罪受了，人还是走了。我们家人商量了，还是想吃中药治疗，维持现状也行，尽量减轻老人的痛苦吧。"

李医生耐心地给王某进行了讲解："老先生的痛苦主要是肿瘤造成的，如果不治疗肿瘤，怎么去缓解痛苦呢？目前仅仅是咳嗽，之后肿瘤进一步长大，可能会加重疼痛、胸闷，甚至发生转移。中医药在肺癌治疗的某些方面确实有优势，但在肿瘤快速增长的时候难以快速缩瘤。中西医都是治病的手段，应用时机不同，还是建议正确选择啊！"

在李医生的讲解下，王某最终选择了听从专家建议，接受放化疗，其间联合中药减轻副作用，改善体力，最后争取手术，达到手术完整切除的目的。

科普小课堂

中医古籍中并没有"肺癌"这一病名，根据其病症特点可归于肺积、喘证、咳嗽、咯血等范畴。历代医家多认为，肺癌的病机为"正气内虚，痰、

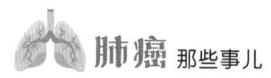

毒、瘀并存"。在肺癌的治疗中,中医药可以发挥重要的辅助作用。根据肺癌患者治疗的不同时期,结合临床症状和证候,辨证后给予中医药治疗,具有改善症状、增强化疗疗效、减轻放化疗毒副作用、提高生活质量、延长带瘤生存时间的作用。中医药治疗的毒副作用远低于化疗药,但多数时候缩瘤效果没有化疗药显著,也没有手术切瘤效率高,因此,中医药辅助手术、放化疗治疗恶性肿瘤具有独特优势,但不能取代手术及放化疗,具体用药还应遵循专业的肿瘤专科医师建议。

河南省肿瘤医院 中西医结合科 崔庆丽

二、怎样选择中医药治疗?网上查的偏方可以吃吗?

孙老太确诊为晚期肺腺癌,家属要求积极诊治,确诊后主治医生与其家属进行了正式谈话:"依据现有的检查结果发现,老太太存在可治疗的基因突变,虽然已经是肺癌晚期,不能治愈,但可以通过服药延长生存时间。靶向药的好处是副作用相对较小,生活质量高,不好的地方就是某一天会耐药,希望老太太规律用药,定期复查。"家属按照主治医生的建议,让孙老太接受了靶向治疗。老太太治疗也很配合,复查后疗效不错,但治疗期间出现了厌食、皮疹的症状。

家属很焦急,再次找到主治医师咨询:"我们想着中西医结合会不会疗效更好一些?一方面想改善食欲、减轻皮疹,另一方面也想增强抗肿瘤疗效。我在网上查了一个中药方,看评论挺好的。另外,我一个熟人也是肺癌,在××地方开的中药,听说效果不错,3个月包治愈。我把2个方子都抄下来了,您看我家老太太能吃吗?"

主治医师看了看药方,又看了看家属,说:"中医这块儿我不太懂,但我知道中医药需要辨证论治，用药有讲究。建议你们到擅长治疗肺癌的中医科找专家去看看吧！"

科普小课堂

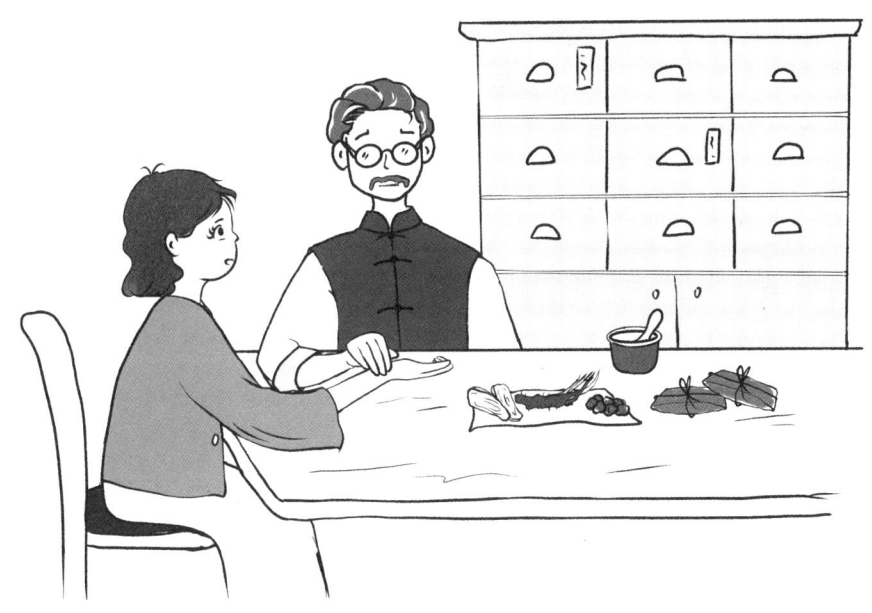

中医治病讲究辨证论治。辨证是通过望、闻、问、切四诊收集临床资料，加以分析归纳，做出准确的判断，为治疗提供依据；论治是在辨证的基础上，选择针对相关证型的治疗原则并给予具体的治疗。准确的辨证是良好治疗的开端。如热证需要清热，寒证需要温里，虚证需要补益等，根据相关的治疗原则选择合适的治疗方法，如服用中药、针刺、刮痧、拔罐等。当然，临证过程中也有虚虚实实的情况，比如真寒假热证、真热假寒证、上热下寒证、寒热错杂证等。如果经过治疗，患者的病情得到缓解，说明辨证准确，否则需要重新辨证再进行治疗。

由于肿瘤本身的特殊性，常用的治法包括扶正培本法、理气活血法、清热解毒法、软坚散结法、化痰祛湿法、以毒攻毒法等。肿瘤为全身性疾病的

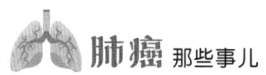

局部病变，病情复杂，常见虚实寒热错杂，需要有经验的临床中医师仔细辨证，整体结合局部，辨病结合辨证，标本缓急辨证，有是证用是药，因此，临床上常见异病同治，也常见同病不同方、多次复诊多次调方的现象。

选择中医药治疗肺癌时，建议选择有治疗恶性肿瘤经验的临床中医师，根据具体辨证开具处方，网上抄来的或者熟人转赠的方子得来虽然便利，但未必适合。

河南省肿瘤医院　中西医结合科　崔庆丽

三、肺癌的中医治疗思路

科普小课堂

（一）认识中医

中医药治疗肿瘤是我国肿瘤治疗的特色，在配合放化疗增效减毒、术后防治肿瘤转移复发、晚期肿瘤单独应用改善临床症状、提高生存质量和带瘤生存、延长远期生存期等方面均积累了丰富的经验。但在观察不同肿瘤患者、不同病期中医证候的演变方面，尚缺乏系统的研究资料和公认的研究结果。

中医证候变化是中医药临床研究的重要前提，笔者已重点开展了以肺癌为主的中医证候观察，并初步总结出了肿瘤科常见病种的辨证论治规律，有待在临床中进一步验证和完善。此外，不同中医证候的物质基础也是今后研究的重点。肿瘤患者早期、术前、术后、中晚期不同病期变化，应有更加客观科学的实验方法进行观察，如分子水平的免疫功能、血液流变学变化，为不同证型的患者提供不同的方药。下文将为大家简单介绍几种肺癌患者的分型和可用的方药。

（二）中医在肺癌治疗中的作用

1. 肺癌靶向治疗中的中医药治疗

在靶向治疗期间，患者常见的表现有皮疹、皮肤瘙痒，手足脱皮、皮肤干裂，腹泻、头晕等，中医辨证多为风热犯肺、湿热犯肺、阴虚血燥、血虚风燥之证，中医治以清热解毒、燥湿消肿、养血祛风为法，可以减轻靶向治疗的毒副反应——痤疮样皮疹、消化道反应、血压升高等。

2. 肺癌免疫治疗中的中医药治疗

中医中药联合免疫治疗可以提高免疫治疗的疗效，降低不良反应的发生率。从治疗法则来说，中医重视"扶正抑瘤"的思路。所谓"扶正"，就是采用黄芪、党参、当归、黄精等补气血、温阳药物固护人体正气，提高肿瘤患者的免疫力。临床小样本研究也证实，此类中医方剂能够提升肿瘤患者的T细胞水平。"抑瘤"则主要是采取白花蛇舌草、猫爪草等清热解毒的药物抑制肿瘤进展、改善症状。所有药物的选择和配伍都是在中医辨证的基础上形成的，以避免清热解毒等"抑瘤"药物损伤患者的脾胃。因此，在中医"扶正抑瘤"原则下制定的中药方剂联合免疫治疗，能够辅助增强免疫治疗的疗效。同时，中医药对于处理免疫治疗的不良反应有一定的优势，比如，临床上观察到，免疫治疗出现皮疹等不良反应时，使用中药方剂内服外敷，能够明显改善皮疹症状，提高患者的生活质量。

3. 肺癌化疗中的中医药治疗

化疗期间，患者常见的表现为乏力、气短、心悸、恶心、呕吐、纳少、大便干、眠差等，多为脾肾两虚、气血亏虚、脾胃不和之证。中医治以健脾补肾、益气养血、调和脾胃为法，减轻化疗毒副反应——骨髓抑制、消化道反应、神经毒性、心脏毒性等，减少了因不能耐受化疗毒副反应而停药的情况发生。

4. 放疗中的中医药治疗

放疗期间，患者常见的表现有乏力、咳嗽、口干、大便干、舌暗、皮肤

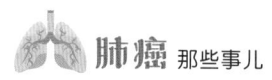

有瘀点瘀斑,多为气阴两虚、热毒血瘀之证。中医治以益气养阴、凉血活血、清热解毒为法,减轻放疗毒副反应,如骨髓抑制、放射性肺炎等。

5. 维持治疗中的中医治疗

西医治疗结束后,通常让患者定期复查,就意味着很长时间都没有治疗。在此期间,肺癌病灶虽经手术切除,但余毒未尽,当致癌条件作用于人体时,痰瘀互结或可形成新的有形之邪,即肺癌发生复发或转移;患者不适合做手术、放化疗等西医治疗时,可以用中医中药继续维持治疗,治以清热解毒、化痰祛瘀为法,抑制肿瘤发展,切断肺癌复发转移的途径,或是让患者长期带瘤生存。

中医治疗并不局限于辨证论治的内服中药汤剂,还包括中医外治,如中药穴位贴敷、耳穴压丸、皮内针、针灸、艾灸、中药泡洗等,以疏通经络、调理脏腑,减轻放化疗毒副反应,提高机体免疫力。内治与外治相互配合、各显神通,既发挥了中医的优势,又体现了中医治疗的整体观念、辨证论治,提高了临床疗效。

综上所述,中医治疗可以应用在肺癌治疗的任何时期,且中医内治与外治都可以和西医治疗相结合,起到减毒增效的作用。中医治疗及西医治疗相辅相成,减轻毒副反应,提高疗效,使肿瘤患者得到最大的获益。

肺癌的中医分型有寒饮型、肺热型、温燥型、阴虚型、虚损型,以下为大家一一介绍。

(三)肺癌常见证型和方药

1. 寒饮型肺癌

临床表现:多为咳嗽痰多,清稀色白或泡沫痰,或伴肢冷恶寒,或伴胸闷气短、水滑苔、脉弦细。舌体淡,脉沉或弦。

中医辨证:寒痰或留饮伏肺。

治法:温化痰饮,宣肺止咳。

方药:小青龙汤加减。

小青龙汤(《伤寒论》):伤寒表不解,心下有水气,干呕发热而咳,或渴,或利,或噎,或小便不利,少腹满,或喘者,小青龙汤主之。

组成:麻黄、芍药、细辛、干姜、炙甘草、桂枝、五味子、半夏。

功用:解表散寒,温化寒饮。

主治:外寒内饮,恶寒无汗,喘咳,痰涎清而稀量多,或痰饮喘咳不得平卧。风寒表实:麻黄、桂枝;温散寒饮:干姜、细辛、五味子。

2. 肺热型肺癌

临床表现:咳嗽、痰多、痰黄质稠,胸闷喘憋,舌红苔黄,脉滑数。

中医辨证:痰热壅肺。

治法:清热化痰。

方药:芩桑二陈汤加味。

二陈汤(古人治痰通剂,《太平惠民和剂局方》)组成:半夏、陈皮、茯苓、甘草。

功用:燥湿化痰,理气和中。

主治:湿痰证。咳嗽痰多,色白易咳,胸膈痞闷,舌苔白滑或腻。脉滑方剂以半夏为君,燥湿化痰,和胃降逆;陈皮为臣,理气燥湿;茯苓、生姜为佐,健脾燥湿,降逆化饮;甘草为使,润肺和中。

在二陈汤的基础上加上黄芩、桑白皮。黄芩清热燥湿,泻火解毒,用于肺热咳嗽;桑白皮泻肺平喘、利水消肿,用于肺热咳痰、水饮停肺、胀满喘急。

3. 温燥型肺癌

临床表现:突出表现为顿咳,干咳无痰,气逆而喘,咽喉干燥,口渴鼻燥,胸膈满闷,舌干少苔,脉虚大而数。

中医辨证:肺燥津伤。

治法:清燥润肺为主。

方药:仿清燥救肺汤。

清燥救肺汤(《医门法律》)组成:桑叶、煅石膏、甘草、人参、胡麻仁、阿胶、麦门冬、杏仁、枇杷叶。

功用:清燥润肺。

主治:温燥伤肺证。干咳无痰,气逆而喘,咽喉干燥,口渴鼻燥,胸膈

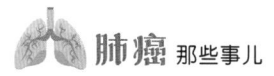

满闷，舌干少苔，脉虚大而数，可用于放疗中有此证者。枇杷叶清肺降气，气下则火降痰顺，逆者不逆，斯咳渐平矣。肺苦气上逆，急食苦以泄之，杏仁必需也。

4. 阴虚型肺癌

临床表现：肺为娇脏，燥热伤肺或放疗损伤，肺阴受损，肺癌患者病久或术后则可致气阴亏虚。临床常见症状有干咳，或咳嗽痰少，或痰稀而黏，咳声低弱，气短喘促，神疲乏力，面色白，形瘦恶风，自汗或盗汗，口干少饮，舌质红或淡，脉细弱。

中医辨证：气阴亏虚。

治法：益气养阴，润肺止咳。

方药：沙参麦门冬汤合生脉饮加减。

组成：沙参、麦冬、玉竹、桑叶、生甘草、扁豆、天花粉、太子参、五味子。

功用：益气养阴，润肺止咳。

5. 虚损型肺癌

临床表现：肺癌术后或者肺癌晚期久咳者，临床上常见乏力、气短、自汗、活动后喘憋、咳嗽咯痰、舌淡苔白、脉沉细。

中医辨证：肺气虚损。

治法：培土生金，补肺止咳。

方药：补肺汤（《永类钤方》）。

组成：人参、黄芪、五味子、熟地、紫菀、桑白皮。

功用：补气益肾，清利润肺。

主治：气虚则肩背痛寒，少气不足以息，溺色变，补肺汤主之。

该方具有益气润肺补肾、止咳化痰之功，其中黄芪补益肺气，党参补脾气，熟地补肾气，五味子敛肺，桑白皮泻肺平喘，紫菀润肺止咳。

加减：脾气虚者加用四君子汤；肺气上逆、咳喘者加用射干麻黄汤；咳嗽痰多者加二陈汤；表气虚弱、怕风汗出者加用玉屏风散；阴虚者加用沙参麦门冬汤。在补肺汤的基础上，加上白花蛇舌草、半枝莲、蛇莓，组成了加味补肺汤,具有较好的补肺、抑瘤、解毒作用。

6.气滞血瘀证型肺癌

临床表现:肺癌术后或者肺癌靶向药物治疗后,临床上常见乏力、气短、眩晕、胸痛、舌暗苔薄、脉沉弦。

中医辨证:气滞血瘀。

治法:理气消肿,活血化瘀。

方药:复元活血汤加减。

组成:黄芪、当归、赤芍、川芎、桃仁、红花、地龙、牛膝、三七、桂枝等,气滞明显可合并柴胡疏肝散,气虚明显可合并补肺汤。

(四)总结

肺癌作为发病率高的恶性肿瘤,存在治疗持续时间长、药物对患者身体伤害大、对患者的心理造成严重影响等问题,需要对恶性肿瘤的治疗予以足够的重视,并且要不断地探索治疗的方法。即在常规的西医治疗过程中应用中药,补充患者气血阴阳,使患者在治疗过程中保持良好的身体状态。中西医结合治疗,能够改善患者的生存质量及临床疗效,并且不良反应控制得较好,在这一过程中还能够进一步提升患者的耐受性,最大限度地延长患者的生存时间,对于延长患者的生命、提升患者的综合治疗效果有着明显的促进作用,可以在今后的临床过程中广泛应用。针对不同肺癌、不同阶段、不同类型和靶向药物不同不良反应等,还需要在今后的发展过程中进一步探究,使治疗效果和中医治疗规范进一步得到优化。

河南省肿瘤医院　中西医结合科　石变

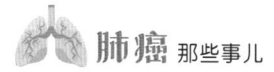

四、得了肺癌要不要吃中药？

科普小课堂

（一）中医对肺癌的认识

肺癌属于中医学古医籍中记载的"肺积""息贲""肺疽"等病证的范畴。《难经》早在2000年前就提出"肺之积，曰息贲"，《东医宝鉴·痈疽篇》中说："痈疽发于内者，当审脏腑，如中府应隐隐而痛者，肺疽也"，《杂病源流犀烛·积聚癥瘕痃癖源流》中也对肺癌形成的病理机制作了精辟的论述。

古代著名医学家张景岳认为："虚弱失调之人，多有积聚之病。"肺积主要是由于正气虚损，阴阳失调，邪毒乘虚入肺，肺失宣降，气机不利，血行不畅，津失输布，聚而为痰，痰凝气滞，瘀阻脉络，致痰气血瘀毒交结，日久而成肺积。

中医认为，肺癌的主要病因以正气虚弱为本。《黄帝内经》云："邪之所凑，其气必虚。"正气内虚是肺癌的主要成因。正气不足，肺气虚弱，外界邪毒，侵袭于肺；饮食不调，长年吸烟等有害物质，毒邪入里，致肺阴灼伤，阴阳失调。气机升降失常，血行瘀滞，痰浊聚集，痰瘀互结，瘀阻脉络，日久而成肺积，形成瘤块。

中医古籍中并无"肺癌"这个病名的记载，根据肺癌的症状特点，将其归属为中医学中的"肺积""咳嗽""咯血""胸痛"等范畴。但随着中医学的不断发展，研究者们对肺癌中医机理的认识越来越全面。

近年来，传统中医药因其独有的辨证论治体系和整体防治观念，在治疗中晚期非小细胞肺癌中展现了一定的优势。中医治疗的特色与核心是中医辨证治疗，其具有个体化、全面兼顾及多靶点治疗的优点，因此临床治疗中产生了部分有效的中成药和中药方，且逐渐得到医学界的肯定与重视。

（二）患肺癌后要不要吃中药？

部分中药能通过多种途径作用于癌细胞，达到抑制癌细胞生长扩散的效果。少量临床医生将中药应用于肺癌的治疗过程中，结果提示中药治疗可能使肺癌患者获益。

补阳还五汤为活血益气代表方剂，宫临征等研究表明，该方辅助吉西他滨与顺铂化疗治疗中晚期非小细胞肺癌效果显著，可有效改善机体的免疫功能，降低不良反应发生率。有研究发现，补阳还五汤具有祛瘀散结、益气活血功效，但对于气虚、阴虚患者的疗效较差。研究表明，中医辨证联合化疗辅助治疗非小细胞肺癌的近期疗效显著，可有效提高患者的生存率，值得临床推广。

合理的中医辨证治疗对于高危及复发肺癌的术后放疗及化疗，有减轻副作用、提高晚期肺癌患者生活质量、延长晚期肺癌患者生存期等作用。

（三）什么时候吃中药？

1. 早期患者

此类患者刚发现时，建议配合中药治疗。因为对于此类患者，一般下一步需要配合西医的手术及进一步的放化疗，此时服用中药，通过健脾补肺、健脾补肾、疏肝健脾、益气养血等方法，调理患者的体质，也就是改善肺癌生长的"土壤"；再通过化痰祛瘀、清热解毒、以毒攻毒的方法，把肺癌的"种子"扼杀在"摇篮"里。

2. 手术后患者

由于手术损伤，患者多表现为气血两虚，常出现乏力、口干、自汗、腹胀、失眠多梦等症状，利用中药可以补养气血，减轻手术并发症，有利于患者身体较快恢复，顺利开始后续的治疗，如辅助化疗、放疗等。

3. 放化疗期间患者

在放化疗期间服用中药,可以减轻恶心、呕吐、便秘、骨髓抑制等放化疗带来的副作用,提高放化疗完成率,并且可以在一定程度上增加患者对放化疗的敏感度,增强临床疗效。

4. 服用靶向药物患者

对于适宜进行靶向药物治疗的肺癌患者,可以通过中医药治疗减轻靶向药物的副作用,如皮疹、腹泻、黏膜溃疡等。因为靶向药物有着巨大的弊端即耐药性,此时服用中药可以在一定程度上降低其耐药性,增强临床疗效。

5. 康复期间患者

西医治疗结束后,患者进入康复阶段,此时继续中药治疗,攻补兼施,扶正祛邪,可以巩固疗效,并且有助于改善患者本身体质,调节内环境稳态,从根本上纠正"癌状态",延缓或减少肿瘤的复发和转移。

6. 晚期患者

晚期或病灶不适合手术或放化疗、分子靶向治疗的患者,可以考虑单纯用中医药治疗的方式控制肿瘤生长,缓解咳嗽、气喘、气短、咳痰等各种临床症状,稳定病情,提高生活质量,延长生存期。

因此,无论年龄、性别、疾病分期或治疗阶段,肺癌患者均可选择中医药治疗。只不过在不同阶段或不同疾病情况下,有时以西医治疗为主、中医治疗为辅,以减毒增效为治疗目的;有时以中医治疗为主,扶正或攻补兼施,控制疾病发展,提高生命质量。

(四)中医药在肺癌中的作用

肺癌在中医上称为"肺岩",属于"肺积"范畴。虽然中医很早就描述了肺癌及治法,但没有肺癌发病、发展的近代医学基础研究进展为指导,且中医治疗肺癌缺乏大样本的数据支持,因此在治疗肺癌方面处于辅助地位,主要在以下方面发挥作用。

1. 改善肺癌症状

如肺癌患者伴有长期低热、咳嗽、食欲下降、乏力、大便不正常（便秘或便稀），甚至顽固性反复少量咯血等，中医药可以改善症状。

2. 减轻相关治疗的毒副反应，提高生活质量

肺癌化疗、靶向治疗等可以有效杀灭肿瘤，延长患者生存期，但治疗也会带来一系列毒副作用。中医认为，这些问题主要是药毒导致机体正气受损、脏腑功能失调，中药内服外用、针灸推拿等手段可以有效恢复受损气血，减轻毒副作用，提高患者生活质量；也可使患者较顺利地完成放疗疗程，预防放射性反应发生；有利于顺利完成间歇、联合化疗的长期治疗，亦可提高放化疗疗效。

3. 改善免疫功能

中药可改善免疫功能，有利于达到治疗癌症的目的；能够改善患者身体机能，包括患者饮食、睡眠等状况，如果患者吃得下、睡得好，心情好起来，抵抗疾病的信心自然而然地就提高了。

4. 手术后，预防复发转移

中医治疗的重要原则是"扶正祛邪"，"扶正"是指固本培元，提高身体的免疫力；"祛邪"是指使用一些有一定毒性的抗癌中药，直接抑杀肿瘤，并通过辨证论治，改变身体的内环境，使身体不再适宜肿瘤生长，从而预防复发转移。

（五）总结

癌症患者在不同阶段采取的治疗方式不同，可以采用多种组合方式，但一定要选对适合自己的方法，适合的才是对的。晚期患者采取以中医为主的治疗，效果更理想。中医治疗可贯穿整个肿瘤治疗过程。中医是整体看问题，强调全身辨证，既分析肿瘤局部的病因病机，同时也要看全身病因病机，所以在防转移、防复发、改善症状及提高患者生活质量方面有优势。肿瘤是表现于局部的全身性疾病，局部与整体一起调理，才能疗效最大化。

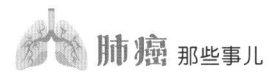

中医治疗并不局限于辨证论治的内服中药汤剂,还包括中医外治,比如中药穴位贴敷、耳穴压丸、皮内针、针灸、艾灸、中药泡洗等,可以疏通经络、调理脏腑,减轻放化疗毒副反应,提高机体免疫力。内治和外治相互配合、各显神通,既发挥了中医优势,又体现了中医治疗的整体观念、辨证论治,提高了临床疗效。

中医治疗可以应用在肺癌治疗的任何时期,且中医内治与外治都可以和西医治疗相结合,二者相辅相成,减轻毒副反应,提高疗效,使肿瘤患者得到最大的收益。

肺癌的中医中药治疗是整个治疗过程中很关键的部分。固本培元,提高患者身体抵抗力,抑制癌细胞,降低毒副作用等,都是中医中药的主要作用。而且中药治疗的扶正祛邪、辨证治疗实现了治疗疾病"以人为本"的原则,系统性地调理患者的身体而不是单纯地治疗疾病,因此患者更容易接受。

随着国家对中医发展的重视和投入,结合现代医学基础研究成果的应用、中药成分的深入研究,特别是中医治疗系统观念优势的充分发挥,中医治疗肺癌将会发挥更大的作用!

河南省肿瘤医院　中西医结合科　石变
许昌市中心医院　肿瘤内科　介睿峥

五、肺癌患者在化疗后出现毒性反应时用中医药能治好吗? 会不会促进癌细胞的生长和扩散?

最近病房里最会吃的熊阿姨很反常地不思饮食,因为确诊左肺腺癌开始化疗后,她出现了反复的口腔溃疡,内服外用的药用了不少,但仍反复发作,疼痛难忍,甚至已经严重到影响进食的程度。

隔壁床的病友王叔叔说:"听说旁边老谢到晚期了,化疗的话身体耐不住,医院说没有什么治疗的价值,家里人不想放弃,四处求医找到了中医,吃了一段时间中药后身体恢复好了,能去化疗了,结果现在人身体倍儿好,生活品质相对以前提高了不知道多少。你现在这么难受,不如去试试中药。"

熊阿姨回答道:"好。这口腔溃疡让我吃也吃不好,睡也睡不好,甚至还瘦了不少。但是这中药吃了以后会不会让我的癌细胞扩散啊?"

王叔叔:"不会的。现在很倡导中医药对于肿瘤的治疗,早期介入,全程参与,在某种程度上还能弥补治疗手段的不足呢!"

熊阿姨在王叔叔的推荐下服用中药一段时间后,口腔溃疡再也没有反复发作,配合西医治疗,她的肿瘤情况也一直稳定,没有出现其他部位的新发转移,终于又能享受美食了。

科普小课堂

癌症患者放化疗后出现口腔溃疡与放化疗损伤口腔黏膜有关。在化疗前一定要保持口腔清洁,坚持用漱口水漱口,多刷牙,多喝水,促进化疗代谢产物的排泄。在饮食方面,要多吃高蛋白、高热量、高维生素的食物,以满足机体的营养需求,避免食用过热、过酸、油炸及辛辣刺激性的食物。当患者出现骨髓抑制时,免疫力和抵抗力下降,出现感染的情况,也会引起口腔溃疡。常规护理虽然有助于减轻患者的痛苦,但作用有限,建议患者配合中医治疗。中医治疗癌症,从整体出发,以扶正为主,而不是一味攻邪。

结合熊阿姨在放化疗期间的症状,辨证论治后用三才封髓汤合柴芍六君汤加减,有助于调理肝脾,补气滋阴,引火下行;白花蛇舌草、半枝莲、重楼、蒲公英等药物,既能清热解毒,又有散瘀消痈、凉血止血止痛之功,可缓解因放化疗引起的副作用,改善患者的进食情况,促进骨髓功能恢复,提高白细胞和红细胞的数量,增强免疫功能,提高抗病能力,缓解口腔溃疡疼痛,帮助患者顺利完成治疗。

云南中医药大学第一附属医院 肿瘤内科 蔡政

威信县中医医院 肿瘤内科 喻艺梦

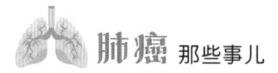

六、肿瘤复发转移结节必须切除吗？中医"带瘤生存"有何妙招？

76岁的江老太因发现左上肺鳞癌行手术切除治疗后已有5年余，身体状况一直平稳，达到临床治愈。但是这天，平素开朗的江老太却一脸愁容地敲开了肿瘤科的门。

江老太："医生，我的复查结果出来了。"

医生接过报告单："阿姨，这次的CT对比手术后的检查，提示双肺新发多个结节，部分结节较大，直径1.0～1.4 cm，右上肺也出现了磨玻璃样结节，多考虑为术后复发可能。"

江老太长叹一口气："是啊，医生，自从我做了手术以来，身体比以前虚弱多了，尤其是现在爬两层楼都得喘上几分钟，胃口又不好。这又出现结节，我这把老骨头怎么扛得住啊？我本人就是医学出身，本院的医生都建议我再做穿刺或者胸腔镜切除活检、基因检测，找找看有没有合适的靶向治疗药物，我可不想再挨一刀了。"

医生："阿姨，您别担心。从中医学的角度来看，面对肿瘤复发转移的结节并不是一味地攻邪，根据个人体质进行益气扶正的治疗同样很重要，这就是中医讲究的'正气存内，邪不可干'。来，我给您把把脉。"

江老太："那就好，这些天可愁死我了，总担心还要再做一次手术。"

医生："阿姨，您是沉细脉，舌淡暗苔薄白，我先给您开几服益气扶正的汤药，后续治疗再慢慢分析。"

江老太在中医院坚持服用了3个月中药后，感觉脾胃功能明显好转，胃口好了，体重也增加了，气喘的情况明显好转，复查胸部CT显示双肺多发结节较前减少、缩小，最大的1.4 cm的结节缩小到0.8 cm。之后她间断性地服用中药治疗，并配合八段锦、太极拳等养生功法锻炼，多次复查结果提示，双肺肺结节无明显增大及增多，身体状况也日益好转。

科普小课堂

《黄帝内经》认为，疾病的发生与否主要取决于正气的强弱，所谓"正气存内，邪不可干""邪之所凑，其气必虚"，正气的盛衰与人体体质的强弱有着密切的关系。在疾病的传变过程中，除了与感邪轻重、治疗效果相关，自身的体质强弱也起到决定性作用。体质壮实者，正气旺盛，易驱邪外出，故病易治愈，预后良好；体质弱者，正气亦虚，抗病力弱，邪易乘虚内陷，故病难治愈，预后亦不良。

在上述病案中，江老太年老体弱，又罹患恶病，如若一味攻邪，自身正气难免损耗，导致治疗效果不佳，因而在治疗过程中，以益气扶正为主导，佐以祛痰散结之品，使机体正气充盛，驱邪外出，方能取得更好的疗效。结合江老太的舌脉象辨证论治，四诊合参，给予"六君子汤合柴胡疏肝散"加减，再配伍如猫爪草、白花蛇舌草、牡蛎、瓦楞子等清热解毒、软坚散结之品，旨在益气扶正，兼顾散结，使正气盛而驱邪外出，达到治疗目的。

在肿瘤患者的治疗过程中，尽早进行中医药干预，根据患者体质制定个体化中西医结合治疗方案，能进一步提高"带瘤生存"患者的生活质量，延长其寿命。

云南中医药大学第一附属医院　肿瘤内科　蔡政
云南中医药大学第一临床医学院　肿瘤内科　李建澎

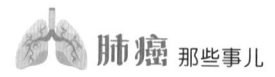

七、中医在肺癌诊疗中的作用

科普小课堂

（一）中医可以治疗肺癌吗？

曾经有一名患者如是问我，相信这个问题不仅仅是他的疑惑，更是许许多多恶性肿瘤患者共同的疑问。有人说中医是传统医学，那些所谓的汤药、草药没有科学依据，早就应该被淘汰了，而所谓的中医药治好了某病都是瞎猫碰上死耗子，更有甚者说中医就是江湖骗子。也有人说中医是我国的瑰宝，守护了国人上下五千年，有着神奇的疗效，当遇到西医解决不了的问题时，去看中医准没错。持有这2种观点的人很多，并且经常为此争论不休。其实，中医药治疗肺癌有着独特的优势，在肺癌的综合治疗中占据着重要地位，是肺癌治疗中不可或缺的一环。

（二）中医在肺癌治疗中扮演了什么角色？

肺癌是我国常见的恶性肿瘤之一，尤其是当代，大气污染、工业污染、抽烟、二手烟等不良环境因素，导致其发生率正在逐年递增。

恶性肿瘤又叫癌症，过去得了肺癌无异于宣判了一个人的死刑，人们往往谈癌色变。但随着医学科技的逐渐发展，恶性肿瘤更多的时候被当成一种慢性病进行治疗。以肺癌为例，早期肺癌通过手术切除等手段，完全可以达到根治的目的；随着免疫治疗及分子靶向药物的不断突破，晚期肺癌患者的总生存期也在不断延长，通过合理的治疗手段，许多晚期肺癌患者完全可以达到长期生存的目标。那中医在其中扮演着什么角色呢？

人们都说西医治疗快、准、狠，疗效突出，在肺癌的治疗方面也是如此。

肺癌治疗最常见的手段是化疗，而很多化疗药物其实是细胞毒性药物。这种药物在杀伤肿瘤细胞的同时，对于人体的其他正常细胞，有时也会无差别攻击。打个比方，化疗有时候像是扔炸弹，当发现了区域目标存在敌人，直接扔过去，管它好的坏的，统统干掉，疗效的确有，但也难免伤及无辜。化疗最常见的不良反应是乏力、恶心、呕吐、食欲减退，有时也存在血液毒性，可以使白细胞、血小板降低，使人体免疫力下降，从而出现许多其他并发症。而中医药作为祖国医学的重要组成部分，以其辨证论治、整体观念的特色在肺癌的治疗上发挥着显著作用。现在很多研究表明，中医药在参与化疗的过程中，可以有效起到减毒增效、改善临床症状、提升患者生活质量的作用。化疗期间，通过中医药的及时干预，可以大大减轻不良反应。临床工作中发现，很多患者通过使用中药汤剂、穴位贴敷、针灸治疗等手段，缓解了化疗后的难治性呕吐、呃逆、疼痛，有着突出的疗效。可别小瞧了这些不良反应，正所谓千里之堤毁于蚁穴，长时间化疗不良反应的反复折磨，使患者的生存质量严重下降，消磨着患者治疗的信心，使生命没有了尊严，很多患者更是因为不良反应过于严重并且无法得到缓解，从而放弃进一步的抗肿瘤治疗，使肿瘤有机可乘。如果说肿瘤治疗是一场残酷的攻坚战，化疗药物就是冲锋在前的士兵，而中医药则是可靠的后勤保障，二者共同配合，可产生 1+1＞2 的效果。

除了化疗，中医药也可以和许多其他西医治疗相互配合，比如放疗，很多人进行胸部放疗后会出现持续性咳嗽、咳痰、气短等表现；如果放疗部位是腹部，也会有人出现持续性腹泻，这些在学术上称作放射性肺炎、放射性肠炎，西医治疗往往会用激素，短期内会有一定的疗效，但长期来说对身体有一定的损害，这时候就可以使用中医药治疗，通过扶正、祛邪等手段，达到令人满意的效果。作为古代四大名方之一的参苓白术散，现在经常用于治疗免疫性肠炎，临床疗效有保证。

（三）中医是科学的吗？

中医并不是落后的，在古代就已经有对肿瘤的初步认识。中医认为肺癌发病多因外部邪气入侵人体，导致人体正气不能胜邪，故在治疗肺癌中更加注重整体调节，通过扶正祛邪等手段，激活人体免疫力，使身体强盛，邪除病去。在祖国医学中并未记载"肺癌"之名，但通过整理肺癌的相关临床症

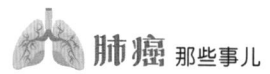

状及表现的记载发现,古代医家对此病早有认识。在《素问·奇病论篇》中记载有"肋下满气逆,二三岁不已……病名曰息积,此不妨于食",是祖国医学对类似肺癌症状的最早记录。《难经》中首次提出了"肺积"的概念,此后被历代医家援引,经各代医家发展、补充,奠定了"积聚"的理论基础。宋元时期又相继出现"声哑""劳嗽""咳嗽见血""面黄体瘦"等肺癌相关证候的记载。古代著名医家李东垣在《东垣试效方》中创的息贲丸,其所治之症与现代肺癌表现类似。由此可见,祖国医学中虽无"肺癌"这一病名,但对肺癌相关的理解和治疗早已开始。同时,中医也是不断发展、与时俱进的。在现代,中医开展了各种各样的临床试验,通过科学的实验设计、统计分析,证实了中医药治疗肺癌确有疗效。同样,中医药也开展了各种各样的基础实验,希望在微观层面上进一步做出解释,找出更加有效的治疗方式,造福更广大的人民群众。

(四)综合治疗是关键

肺癌的治疗已经进入全新的时代,不再是过去单一治疗的模式,也不再是早期肿瘤看外科、晚期肿瘤看内科。在现代,更加提倡肿瘤的多学科会诊,通过内科、外科、中医科、疼痛科、心理科等各种学科的共同努力,更好地为广大患者解除痛苦。在未来,中医和现代医学会不断取长补短,在取得更好的疗效上不断奋斗。

许昌市中心医院　肿瘤内科　介睿峥